免疫力
是最好的医生

王广尧　白雪松　张晶莹◎主编

U0389401

吉林科学技术出版社

　　免疫力是人体对多种疾病的抵抗能力。免疫有三大功能：一是防御功能，能帮助机体消灭体内外来的细菌、病毒，避免发生疾病，有保护机体不受损害的防御能力；二是自稳功能，帮助机体修复或清除人体内新陈代谢、受损伤或衰老的组织细胞，维持机体代谢的内环境始终处于稳定状态；三是监控功能，帮助机体杀伤或清除异常突变细胞（如癌细胞）。

　　人体99%的疾病都与其体内免疫功能有关，疾病是人体免疫功能下降的结果。然而，即便有了疾病，免疫力也同样在发挥功效。患上感冒或出现小伤口时，不用打针、吃药也能

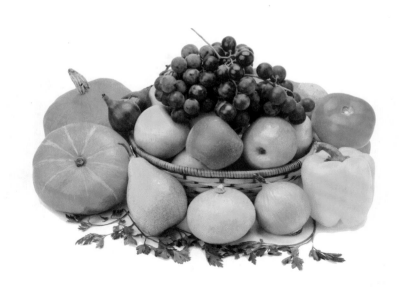

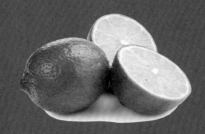

　　愈，这就与免疫系统的修复功能有关。也就是说，假如我们能够拥有强大的免疫力，就不必过于担心疾病的威胁。

　　健康生活，才是我们所追求的品质生活。远离疾病，享受生活，提高免疫力是关键。提高免疫力有很多方法，本书着重介绍提高免疫力的常见食物及其组成的食疗方和精准拉伸锻炼运动。经常食用这些食物，并能科学配方和烹调，就会使免疫力逐步提高。当然除了饮食，同时加强自我有效拉伸锻炼可以提高人体对疾病的抵抗能力。

　　本书内容丰富，科学实用，通过改善饮食和合理运动以提高健康水平，达到延缓衰老、抵抗疾病的效果。让我们科学地生活，健康地生活。

目 | 录

第一篇 食物与免疫力

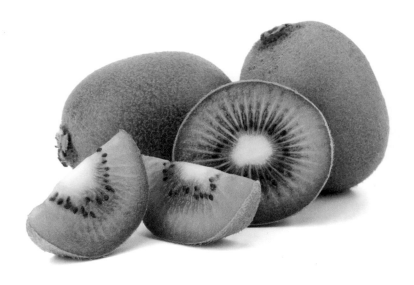

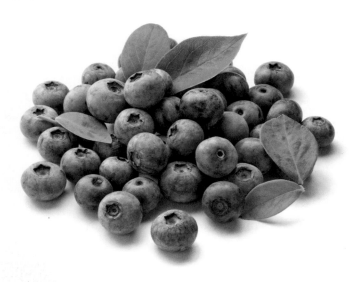

第二篇　拉伸与免疫力

第一篇
食物与免疫力

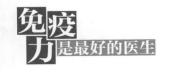
什 | 么 | 是 | 免 | 疫 | 力

人们总说"要提高免疫力"，那么到底什么是免疫力呢？简单地说，免疫力是人体免疫系统执行免疫功能的能力。所以，要想认识免疫力，首先要了解什么是免疫系统。免疫系统是人体的重要组成部分。免疫系统是由免疫器官、免疫细胞和免疫分子三个部分组成的。人体的免疫力就是人体清除异物、保障机体内环境稳定和使生理活动在体内正常运行的能力。为了达到清除人体内异物、保障机体内环境稳定，人体的免疫系统可以说是"用尽浑身解数"。根据免疫力的性质不同，我们可以把免疫力分为免疫屏障力、免疫应答力和免疫调节力三大板块。

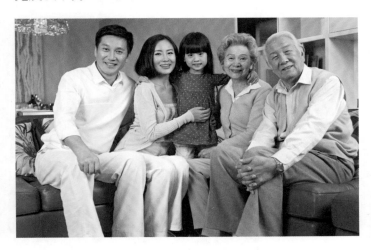

免疫力是人体自身的防御机制，是人体识别和消灭外界侵入的任何异物（如病毒、细菌等），处理衰老、损伤、死亡、变性的自身细胞以及识别和处理体内突变细胞和病毒感染细胞的能力。在同样环境下，免疫力低下的人，更容易受到细菌或者病毒的感染。人的免疫力来自遗传基因、母体胎盘、母体乳液、免疫接种、病原体感染、共生微生物（益生菌）、食品药品、锻炼身体等。正常人体所需的营养素摄入过多或不足均会导致营养不良。比如，上班族每天的工作都是忙忙碌碌的，很多人都无暇顾及自己的身体，不能好好吃一日三餐，很容易造成营养不良。人体内缺乏营养，自身的免疫力就会大大降低。所以，一定要注重补充营养。

你 | 的 | 身 | 体 | 需 | 要 | 哪 | 些 | 营 | 养

　　人体每天需要从膳食中获得各种必需营养成分，它包括蛋白质、脂类、糖类、膳食纤维、维生素、无机盐和水这七大类必需营养素。缺少任何一种营养素，身体健康都会受到影响。此外，我们每天摄入的各种营养素都有限定的范围，只有在限定的范围之内，营养才能够得到最好的吸收与利用。关于这个问题，不管是中国营养学会，还是世界卫生组织，都发布了相关的指南，大家可以查找并参考。

　　我们经常听到这样一句话："老年人的心情，就是老年人的免疫力。"如果老年人心情不好，生活压力大，就容易生病。不仅老年人要保持好的心情，任何年龄段的人在生活中都要保持好的心态，这样才会有健康的身体。除了保持好的心情，每天还要注意合理饮食，为自己的身体建立更好的免疫。免疫细胞与细菌、病毒作战的动力都要从食物中得来。所以，人们吃什么、不吃什么、怎么吃、吃多少……这些对人体免疫力的影响是非常大的。

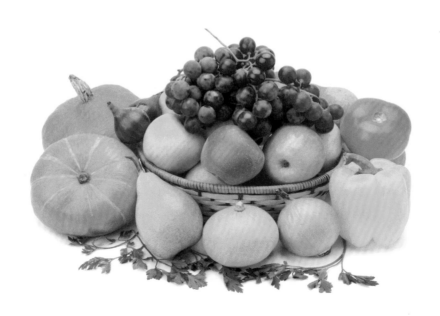

首先，均衡的营养是免疫力的基础。到目前为止，科学家发现，为了维护人类正常的生长发育与身体健康，人体每天必须从食物中补充蛋白质、糖类、膳食纤维、脂肪、维生素、无机盐、水等七大类共 46 种必需营养素。这 46 种必需营养素环环相扣，结合成细致缜密的网络，构成了人体生命健康的基础。因此，我们必须均衡地补充这些营养素，才能加强人体的自我修复能力，保持身体免疫力的平衡状态。这也是我一直强调的问题：要饮食多样化，要营养均衡。

但是，我们还要考虑到，并不是多补充营养就可以提高免疫力，有营养的东西也不是吃得越多越好。想要提高免疫力，加强营养是必需的，但营养摄入绝非多多益善，关键还是要注意营养的全面和均衡。尤其对老年人来说，太多的营养摄入会加重身体的负担，过多的营养在身体内会形成脂肪，体内存积过多的脂肪，对身体健康反而不利。

我们需要做的是，保证必需营养素的摄入，然后格外关注一些容易缺乏的营养素，适当用一些功能性食谱补充针对某些疾病的营养素。比如，钙、锌、赖氨酸、铁等，这些营养素在我国的常规食物中缺乏比较严重，所以需要注意多补充这些营养素。

在免疫力方面，建议老年人在保证摄入优质蛋白质、新鲜的绿叶蔬菜和新鲜水果的基础上，可以适当多吃一些富含维生素 C、维生素 E、β - 胡萝卜素、铜、硒等营养物质的食物，这些营养物质具有抗氧化的作用，可以对老年人的身体健康起到保护作用，且延缓衰老。随着人类年龄的增长，不断蓄积的自由基会损害人体内的细胞，破坏免疫系统，而抗氧化的营养物质能帮人体清除自由基，延缓细胞衰老，增强身体抗病能力。

根据免疫学理论，人体 99％ 的疾病都与自身免疫功能有关，也就是说，大部分的疾病都是人体免疫功能下降的结果。在患疾病期间，免疫力同样可以发挥功效。例如，患了感冒或身体出现小伤口时，不用打针、不用吃药，身体也能痊愈，这就人体免疫系统的修复功能发挥了作用。也就是说，假如我们自身能够拥有强大的免疫力，就不必过于担心疾病的威胁。

提|高|免|疫|力|的|食|材

▶辣椒，抗氧化、提高免疫力

新鲜辣椒中的辣椒素具有抗炎、抗氧化、促进血液循环的作用。新鲜辣椒的维生素 C 含量居蔬菜首位。维生素 C 可以提高人体免疫力，抗自由基，对皮肤也有一定好处。

需要注意的是虽然辣椒中维生素 C 的含量非常多，但是如果平时吃多了辣椒，不仅会让人上火，还容易患上感冒、口腔溃疡、便秘等疾病，这点往往被大家忽视。其原因主要是辣的东西会降低身体的免疫力。中医称辣椒、胡椒、花椒、葱、姜、蒜等食物为"辛味食物"，这些食物具有"发散"作用，过多过量地食用这些食物，容易"耗气"，严重者可导致气虚。因此，很多人吃了辣的食物，反而会觉得浑身无力、容易疲倦。这种气虚的症状一旦找上门来，也就容易患上感冒、口腔溃疡等疾病了。

【双椒炒肉丝】

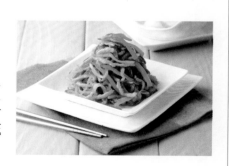

材料：猪里脊肉 200 克，榨菜 200 克，红椒 10 克，青椒 10 克，料酒、盐、胡椒粉各适量，鸡蛋清 1 个，玉米淀粉适量，水淀粉适量，葱花 5 克，生抽、植物油、蒜末各适量。

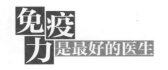

做法：青、红椒洗净，去瓤，切丝备用。猪里脊肉洗净，切丝放于容器内。加入料酒、盐、胡椒粉、鸡蛋清，搅拌均匀，再加入玉米淀粉搅拌。炒锅置于火上，倒入植物油，加入肉丝炒后，捞出沥油。另起锅，锅内留有底油，加入葱花煸香，加入青、红椒丝煸炒，加入肉丝、生抽翻炒均匀。加入榨菜翻炒，加入水淀粉勾芡，加入蒜末翻炒即可出锅。

【剁椒蒸金针菇】

材料：金针菇 100 克，辣椒 25 克，蒸鱼豉油 3 汤勺，葱花适量。

做法：洗净的金针菇切去根部，洗净的辣椒去蒂切成小丁。金针菇放到容器中，加入蒸鱼豉油，撒上辣椒丁，再将金针菇放到蒸锅中蒸 10 分钟，上桌时撒上葱花即可。

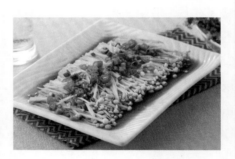

▶海参，延缓衰老、增强机体细胞活力

海参体内含有的海参皂苷，对真菌感染有明显的抑制作用，可以提高身体免疫力，增强身体的抗病能力。身体虚弱容易感冒发热的人可以常吃海参，来增强自己身体的抗病能力。海参含有大量的蛋白质、维生素等人体所需的营养物质，能够延缓衰老，增强机体细胞活力。

海参在各类山珍海味中位尊"八珍"，还具有多种中医特指的补益养生功能。近半个世纪以来，国内外学者对四十多种海参化学成分的研究表明海参不仅富含氨基酸、维生素和化学元素等人体所需的五十多种营养成分，还含有多种生物活性物质，如酸性黏多糖、皂苷和胶原蛋白等，而且海参活性物质的药理作用十分广泛。

海参具有高蛋白、低脂肪、低糖等特点，且富含人体所需的各种氨基酸、维生素、脂肪酸以及微量元素。海参体内含有 18 种氨基酸，其中甘氨酸、精氨酸和谷氨酸的含量远远高于其他氨基酸。海参体内含有多种维生素。海参中的必需脂肪酸种类齐全，如亚油酸、亚麻酸等。必需脂肪酸对于增强人体免疫以及提高人脑的机能具有重要作用。海参富含人体必需的常量和微量元素，其中微量元素中铁、锌含量明显高于其他元素。铁和锌是人体需要量最多的微量元素，铁是参与构成血红蛋白的主要组分。锌是二百多种含锌酶的组成成分，在核酸和蛋白质代谢中有着重要的作用，尤其与脑及智力的发育有着密切的关系。

海参含有多糖、多肽及海参皂苷等多种具有药理作用的活性成分，海参多糖有多种药理活性，包括抗肿瘤、免疫调节、抗凝血与抗血栓形成、降血脂等作用。海参皂苷为海参所特有的一类三萜皂苷，海参皂苷具有提高免疫力、抗肿瘤、抗菌、抗癌等多种生物活性。

研究表明正常人每天最多可以吸收 50 克海参中的营养，超过这个范围，人体对其营养也吸收不了，这些营养物质会随着人体排泄系统排出体外，病人、老人、孕妇等需适当增加海参的食用量。关于用"蒸、炒、煮"，哪种方式烹饪海参好呢？因为海参实际上没有任何味道，人们喜欢给海参加上些味道，变换一些做法。实际上这些做法是对海参营养价值破坏最大的。通过研究海参的营养结构，表明海参和大部分水果一样，80% 的重要营养物质都在海参的表皮上，而不在海参的肉中，比如海参酶、海参肽、精氨酸等营养物质多数都在皮上。因此，在烹饪海参时，要保证海参的营养，就要避免接触会破坏海参营养结构的油、阳光、化学物质等。海参最怕的就是这三种物质，遇到这三种物质会加速海参的自溶。

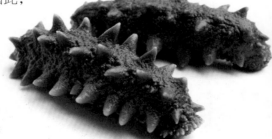

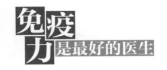

【葱烧海参】

材料：海参 300 克，姜片 5 片，蒜片
　　　适量，葱 50 克，上海青 30 克，
　　　盐、糖、生抽、蚝油、水淀粉、
　　　植物油各适量，枸杞子少许。

做法：上海青洗净，去根，修整形状；
　　　将葱切 3 厘米左右的段；海参中间切开，去除内脏，洗净待用。炒
　　　锅置于火上，倒入清水，加入一点油，一点盐，待水烧沸，加入上
　　　海青焯烫一下捞出沥水；将上海青摆盘，点缀枸杞子；另起锅，倒
　　　入植物油，烧至六成热，下入葱段，待色泽金黄捞出沥油；另起锅，
　　　倒入清水，待水烧沸，将海参下入焯烫熟捞出沥水；坐锅点火，倒
　　　入底油，加入姜片、蒜片煸香，加入生抽、清水、糖、盐、蚝油、
　　　海参、葱段烧 10 分钟左右，加入水淀粉勾芡即可出锅。

▶食用菌，提高非特异性免疫力

食用菌家族非常庞大，香菇、平菇、金针菇、杏鲍菇都是蘑菇，都属于食用菌。听起来"高大上"的天麻、灵芝、茯苓等，也属于食用菌。大家会不会突然对食用菌刮目相看？

其实，从营养学的角度来说，食用菌的功效并没有那么神奇，灵芝并没有让人起死回生的能力。只不过，不同种类的食用菌里，都含有丰富的多糖类

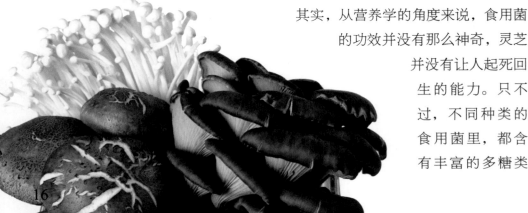

物质，这些多糖类物质具有生成干扰素、阻碍病毒繁殖的作用，能提高人体免疫力。在生物实验中，蘑菇水提取物能明显增加 T 淋巴细胞数量，可以作为 T 淋巴细胞促进剂，刺激抗体形成，提高机体免疫功能，对机体非特异性免疫有促进作用。因此，多吃食用菌，有助于提高人体免疫力。

在蘑菇家族中，金针菇中赖氨酸和锌的含量特别高，有促进儿童智力发育和健脑的作用，被誉为"益智菇"。金针菇还是一种高钾低钠的食品，特别适合高血压患者、肥胖者和中老年人食用。

蘑菇家族中香菇的营养价值最高。香菇富含 B 族维生素和维生素 D，可有效提高人体的免疫力、抗肿瘤、降血脂，多吃香菇可以预防感冒、过敏等疾病。正常人多吃香菇能起到防癌的作用，癌症患者多吃香菇能抑制肿瘤细胞的生长。

草菇的维生素 C 含量很高，能促进人体新陈代谢，提高机体免疫力，而且具有解毒的作用。当铅、砷、苯等有毒物质进入人体时，草菇与这些有毒物质相结合，可促使这些毒素随小便排出。平菇富含多糖，能提高机体免疫力，对肿瘤细胞有抑制作用。平菇还具有降血压和降胆固醇的作用，可预防老年心血管疾病和肥胖症。若是想要提高身体的抗病能力，不妨每天多吃一些蘑菇吧。

蟹味菇不但热量低，同时富含水溶性与不溶性食物纤维，是嘴巴与身体都同样能"享瘦"的减肥食物。菌菇类在小肠内能抑制脂肪酶的活动，具有分解并吸收脂肪的作用，其富含的食物纤维，能促进肠道蠕动能力，令油脂充分排出体外。同时，对于抑制血糖上升、改善血液循环、提高免疫力也有显著的功效。

蘑菇营养丰富，蘑菇中的蛋白质含量堪比肉类，其营养价值比一般的蔬菜和水果要高出很多，而且含有多种维生素和丰富的钙、铁等。最重要的是，它不仅含有人体自身不能合成却又必需的 8 种氨基酸，而且不含脂肪。现在给大家推荐两道菜谱。

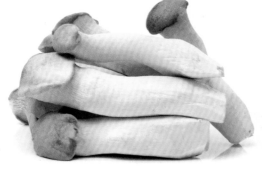

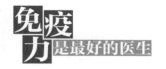

【杏鲍菇牛肉粒】

材料：牛里脊肉、杏鲍菇、青椒粒、红椒粒、蒜片、姜片、鸡蛋、盐、糖、酱油、淀粉、植物油、葱花各适量。

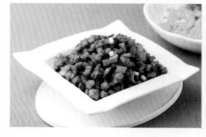

做法：杏鲍菇洗净改刀切成粒；牛里脊肉洗净先切成 1.5 ～ 2 厘米的厚片，再改刀切成粒。将切好的牛肉粒放入玻璃碗中，加入蛋清，放入淀粉搅拌均匀备用；炒锅置于火上，倒入植物油加热后放入牛肉粒，将牛肉粒炸至变色成型捞出备用；将切好的杏鲍菇放入热油中炸至金黄，捞出备用。另起锅，放入少量植物油，放入姜片、蒜片煸出香味，放入杏鲍菇粒，放入青、红椒粒，放入牛肉粒翻炒均匀，放入适量的葱花、盐、糖、酱油调味翻炒均匀即可出锅装盘。

【蚝油炒菌菇】

材料：杏鲍菇 200 克，香菇 50 克，蟹味菇 50 克，葱花少许，蒜 5 瓣，青椒块 50 克，红柿子椒块 50 克，盐、植物油、水淀粉各适量。

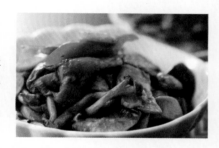

做法：将剥好的蒜用刀拍碎，切成蒜末；蟹味菇切去根部，撕成小块；杏鲍菇切成片；香菇切去根部，再切成小块。将切好的几种蘑菇同时放入沸水锅中焯烫 5 分钟，捞出沥干水分；炒锅置于火上倒入植物油，将蘑菇放入锅中炸 2 ～ 3 分钟，捞出沥油。另起锅，放入葱花、蒜末煸炒出香味，放入蘑菇翻炒均匀，放入盐、水淀粉勾芡，迅速翻炒均匀即可出锅了。装盘后，加青椒、红柿子椒点缀。

▶大蒜，杀菌消毒、提高免疫力

大蒜是一种让人又爱又恨的食物，有些食物搭配大蒜之后会变得更有滋味、更好吃，可是它那强烈的气味停留在口中，让人的口气不清新，这也是很多人对大蒜敬而远之的原因。但是大家可千万不要因为气味而彻底放弃食用大蒜。目前，据研究显示，在所有的抗癌植物中，大蒜名列前茅。科学家发现大蒜对结肠癌和胃癌的治疗效果明显，这是因为大蒜中含有一种亚硝胺阻断剂，能抑制亚硝胺的形成，长期吃大蒜或大蒜制品可大大降低患胃癌的风险。

不仅如此，说到食物中天然的杀菌明星，也非大蒜莫属。大蒜含有几十种有益的成分，包括 33 种硫化物、17 种氨基酸，以及锗、钙、铁、钾、镁、硒、锌、维生素 A、维生素 B_1、维生素 C 等。这些有益成分都是人类不可或缺的营养物质。

值得一提的是，大蒜具有很强的抗菌消炎作用，对多种球菌、杆菌、致病真菌和病毒等都有抑制和杀灭作用，是当前发现的抗菌、抗病毒作用较强的一种食物。除了杀菌力强之外，这种神奇的大蒜素还具有促使人淋巴细胞活动的作用，并且随着大蒜素浓度增高，淋巴细胞活动的频率也升高，这说明大蒜可增强人体的免疫力，可以同时提高机体的细胞免疫功能、体液免疫

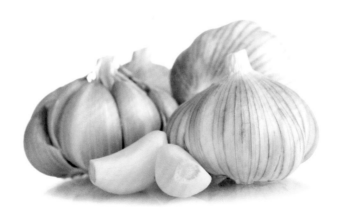

功能，以及非特异性免疫功能，帮我们构筑一道天然的防护屏障，使人体免于病毒、细菌、污染物质及疾病的攻击，清除人体新陈代谢后的废物，修补其他系统受伤的组织，从而达到预防各种疾病的目的。

除此之外，大蒜还能预防感冒、抗疲劳、抗衰老、抗过敏、预防女性真菌性阴道炎、改善糖代谢等，本领真可谓神通广大。

需要注意的是，如果你不是把大蒜当作调味品，而是用它来增强免疫力、预防癌症，那么最好直接生吃。大蒜之所以能有这么多非常神奇的功效，是因为它含有蒜氨酸和蒜酶这两种有效的物质。它们平时互不侵犯，但如果大蒜被碾碎，就会互相接触，从而形成大蒜素。但是大蒜素怕热，遇热很快会失去作用，因此大蒜适宜生吃。而且为了达到最好的营养效果，最好将大蒜捣碎成泥后食用。如果是用刀将大蒜切成蒜末，就要在切大蒜之后放置10～15分钟，让蒜氨酸和蒜酶在空气中充分结合，产生大蒜素以后再食用。

大家平时做菜的时候，可以考虑经常放一些蒜泥，将蒜泥作为调料，使菜肴更有味道。至于食谱，这里给大家推荐两道食谱。

〖蒜泥茄子〗

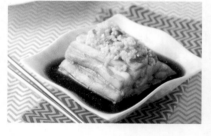

材料：茄子400克，蒜6瓣，青、红椒粒5克，香油、生抽、盐各适量。

做法：茄子洗净，去蒂、削皮，切条备用；蒜碾压碎，剁成末备用。

茄子条放入容器，撒上部分蒜末；蒸锅置于火上，将茄子条放入蒸锅蒸15分钟左右，取出；将剩下的蒜末放入容器内，加入香油、生抽、盐，搅拌均匀，倒入装有茄子的容器内。最后撒上青、红椒粒即可。

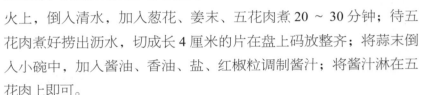

【蒜泥五花肉】

材料：五花肉 500 克，蒜 9 瓣，酱油、香油、盐少许，葱花、姜末、红椒粒各适量。

做法：蒜碾碎，剁成末备用；炒锅置于火上，倒入清水，加入葱花、姜末、五花肉煮 20 ～ 30 分钟；待五花肉煮好捞出沥水，切成长 4 厘米的片在盘上码放整齐；将蒜末倒入小碗中，加入酱油、香油、盐、红椒粒调制酱汁；将酱汁淋在五花肉上即可。

▶牛肉，补铁补硒、提高抗病能力

梁山好汉的基本生活方式是"大碗喝酒、大块吃肉"，强壮的西方人喜欢吃大块的牛排，这些都说明了肉可以强壮人的身体，能够给人的身体带来充足的能量，事实也确实如此。同样是动物性食品，但猪肉和牛肉相比，牛肉确实有自己独特的食疗作用。

虽然牛肉与其他肉类一样富含蛋白质，但牛肉的氨基酸组成比猪肉的氨基酸组成更接近人体需要，更能提高人体的抗病能力。牛肉中含有 9 种人体所需的氨基酸，可以补充血液、修复组织，对处于生长发育阶段的青少年儿童及术后、病后调养的人来说非常适宜。牛肉含有较多的无机盐，如钙、铁、硒、锌、镁等，其中铁元素的含量较高，并且是人体容易吸收的动物性血红蛋白铁，因此容易贫血的女性可以多吃一些牛肉，调整身体的贫血状态。

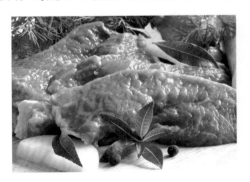

硒是一种神奇的元素，它具有抗

癌、抗氧化、增强免疫力的作用，缺硒会使人体的免疫能力下降。锌是一种有助于合成蛋白质、促进肌肉生长的抗氧化剂。锌与谷氨酸盐、维生素 B_6 共同作用，可以很好地增强免疫系统的功能。镁可以支持蛋白质的合成、增强肌肉力量，重要的是可以提高胰岛素合成代谢的效率。

综上所述，牛肉不仅是一种营养丰富的肉类，它还可以增长肌肉、增强肢体力量，在提高身体免疫力方面也有不容小觑的功效。下面是我给大家推荐的食谱。

【土豆牛腩】

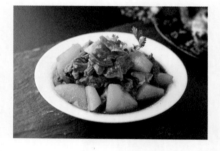

材料： 牛腩 400 克，土豆 200 克，葱花 10 克，姜片 5 片、蒜 5 瓣、生抽、盐、花椒、植物油、糖适量，大料 3 颗。

做法： 牛腩洗净，切块备用；土豆洗净，去皮，切滚刀块。炒锅置于火上，倒入清水，牛腩块冷水下锅，焯烫 5 ～ 10 分钟，用勺子将血沫撇除，捞出牛腩块备用。另起锅，倒入植物油，加入葱花、蒜瓣、姜片、花椒煸香，加入牛腩块翻炒，加入清水、大料、生抽炖制 20 分钟；加入盐、土豆块再炖制 15 分钟，出锅时加入少量糖即可。

【铁板黑椒牛柳】

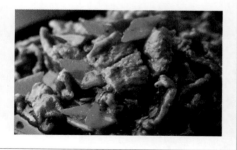

材料： 牛肉 500 克，洋葱 50 克，青椒 10 克，红椒 10 克，蒜 5 瓣，鸡蛋 1 个，糖、黑椒汁、盐、玉米淀粉适量，生抽、水淀粉、植物油各适量。

做法：所有蔬菜洗净备用；将洋葱切丝放入铁板上备用；蒜按压，剁碎末；牛肉洗净，顺纹理切肉片，再逆纹理切小片备用；红椒和青椒切菱形块备用。将牛肉片放入容器内，加入盐、鸡蛋、清水搅拌均匀，放一旁待肉入味，加入玉米淀粉，将每片牛肉搅拌均匀。炒锅置于火上，倒入植物油，待油温烧至五成热，将牛肉片倒入，待牛肉片微微定型，用筷子快速拨动搅开，断生后即可捞出沥油。另起锅，倒入底油，加入洋葱丝、蒜末煸香，加入清水、黑椒汁、生抽、盐、糖、加入牛肉片、加入青、红椒块，水淀粉勾芡即可出锅。

▶海苔，能提高免疫力的零食

很多人都喜欢吃海苔，可是大家对海苔的了解有多少呢？其实，海苔是由紫菜烤熟加工后制成的。紫菜烤熟之后质地脆嫩，入口即化，经过调味处理之后，添加了油脂、盐和其他调料，就变成了美味的海苔。这样制成的海苔保留了紫菜的营养价值，吃起来更方便，还有一定的营养保健作用。深受人们的喜欢。

大家应该能感受到，在我们的邻近国家日本和韩国，紫菜一直都是当地人食物的重要组成部分。不论是紫菜包饭，还是紫菜汤饭，餐桌上到处都有紫菜的身影。十几年以前，海苔在日本的消费量已经达到每年 18.5 万吨，相当于日本人每人每天食用 4.1 克。相比之下，中国人吃海苔的数量就少了很多，多数的中国人一年到头也吃不到一片海苔。

我们经常吃些海苔，对身体的健康会有益处。尤其是喜欢吃零食的人，可以把海苔当作零食多吃一些，海苔的热量很低，纤维含量却很高，几乎不会让人发胖，营养也很丰富，是理想的零食之一。

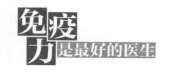

海苔浓缩了紫菜中的 B 族维生素，尤其维生素 B_2 和烟酸的含量十分丰富，还有丰富的维生素 A 和维生素 E，以及少量的维生素 C。海苔中含有 15% 左右的无机盐，如钾、钙、镁、磷、铁、锌、铜、锰等，可以维持人体的正常生理功能，其中含有丰富的硒和碘，这些无机盐可以帮助机体维持酸碱平衡，有助于儿童的生长发育，还可以帮助老年人延缓衰老。

海苔在提高免疫力方面的作用也可圈可点。早在 20 世纪 90 年代，研究人员就发现海苔可以杀死癌细胞，增强身体的免疫力。海苔中的藻胆蛋白具有降血糖、抗肿瘤的作用，其中的多糖具有抗衰老、降血脂、抗肿瘤等多方面的作用。海苔中所含的藻朊酸有助于清除人体内带毒性的金属，如锶和镉等，能有效预防神经老化，调节机体的新陈代谢。此外，海苔能预防和治疗消化性溃疡，延缓衰老，帮助女性保持皮肤的健康和光滑。相信看到这里，很多女孩子一定对海苔动心了。

尽管海苔的营养价值很高，保健效果也十分不错，但它毕竟是经过加工的食品，加工食品当中都会含有盐、酱油等调味品，所以盐分相对比较高。因此，需要控盐的人，比如血压高的人，要适当克制调味海苔的食用量。而且，海产品中的碘含量丰富，适当的补碘对身体有益，但是过多的碘可能会诱发甲状腺疾病，因此，建议大家在选择海苔作零食的时候，尽量选择低钠、无盐的海苔。

▶无花果，恢复体力、抗病、抗疲劳

享有"生命之果"美誉的无花果，味道清甜可口，营养价值也让人赞不绝口。

首先，无花果的维生素含量很丰富，尤其是维生素 C 的含量是橘子的 2.3 倍、桃子的 8 倍、梨子的 27 倍。大家应该已经知道了，维生素 C 在增强身体抗病能力方面表现不俗，所以无花果也是一种可以增强身体免疫力的水果。

其次，无花果是一种富硒水果，其含硒量是食用菌的 100 倍，是大蒜的 400 倍。硒被营养学专家誉为生命的"奇效"元素，有延缓衰老、增强机体免疫力、抵抗疾病的特殊作用。硒可以降低有毒物质的危害，是人体内抵抗有毒物质的保护剂，对很多常见病都有一定的疗效。

再次，无花果含有丰富的氨基酸，目前已经发现的 18 种氨基酸在鲜五花果中的含量为 1.0%，干无花果中含量为 5.3%。无花果中不仅含有人体必需的 8 种氨基酸，而且天门冬氨酸的含量（1.9% 干重）很高，这种氨基酸对于对抗白血病和恢复体力、消除疲劳有很好的作用。

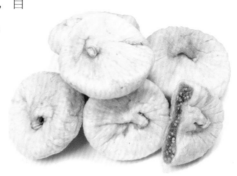

最后，无花果还含有丰富的酶类，以蛋白质分解酶的含量最多，脂肪酶、淀粉酶、超氧化岐酶（SOD）等位居蛋白质分解酶值之后，把无花果当作饭后水果，有助于食物在胃肠道的消化。再加上无花果富含膳食纤维，其中的果胶和半膳食纤维吸水膨胀后能吸附多种化学物质，使肠道内各种有害物质被吸附排出，因此有净化肠道的效果，促进有益菌类在肠道内的繁殖，能起到抑制血糖上升、维持正常胆固醇含量、排出致癌物质的作用。

综上所述，无花果无愧于"生命之果"的美誉，食用价值非常高，大部分人都可以食用，孕妇也可以吃无花果。但是患有脂肪肝、腹泻等疾病的人不适合食用无花果。

▶酸奶，用乳酸菌强化免疫功能

酸奶之所以可以帮助我们提高免疫力，主要是因为酸奶中含有大量的乳酸菌。酸奶是由牛奶发酵而成的，除了保留了牛奶的全部营养成分外，在发酵过程中还可以产生人体必需的多种维生素，如维生素 B_1、维生素 B_2、维生素 B_6、维生素 B_{12} 等，再加上可以维持人体肠道菌群平衡的乳酸菌，这就使得酸奶有了很好的增强免疫的效果。

我们每天吃的食物在肠内被细菌分解之后，除了对人体有益的养分之外，还会产生许多有害物质，有一部分有害物质可能会进入人体，对人体的部分细胞组织造成损害，让人容易感染疾病。

我们肠道内有着数量惊人的细菌，其中包含有益菌、有害菌和中性菌。一般来说，年轻人、健康人肠内的乳酸菌、双歧杆菌和酵母等有益菌占多数，自然能够给予免疫系统强大的助力，使免疫系

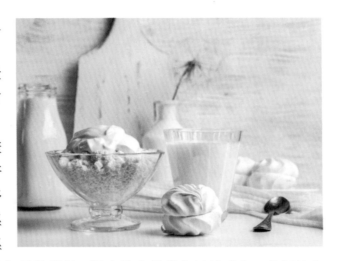

统的功能增强。然而随着年龄的增长，肠内的有益菌会日益减少，我们的免疫功能随之日益衰弱，为了不让免疫功能过快衰弱，我们需要人为添加可以保持肠内活力的有益菌。

肠内有益菌越多，我们的免疫功能就越强大，这是因为有益菌能够刺激体内的各种防御因子，使防御因子具有活性。当有害菌侵入人体时，有益菌也会负起保护身体之责，可以抑制肠内有害菌的繁殖，提高身体的免疫力。免受病菌的感染对人体来说是非常重要的，而乳酸菌在这方面就起到了非常重要的作用。

乳酸菌的大量繁殖具有干扰病菌繁殖的作用，乳酸菌可以帮助我们维持肠道菌群的生态平衡，形成生物屏障，抑制有害菌对肠道的入侵。而且乳酸菌通过产生大量的短链脂肪酸，能够促进肠道蠕动及菌体大量繁殖，改变渗透压，从而预防便秘；通过抑制腐生菌在肠道内的生长，酸奶抑制了腐败产生的毒素，使肝脏和大脑免受这些毒素的危害，延缓衰老；通过抑制腐生菌和某些菌在肠道的生长，酸奶也抑制了这些菌产生的致癌因子，拥有了防癌、提高免疫功能的效果。

尤其是病人和大病初愈者，更需要喝一点酸奶。一般来说，无论是手术后，还是急慢性病愈后的病人，为了治疗疾病或防止感染都曾服用或注射了一定量的抗生素，使肠道菌群发生了一些变化，甚至一些有益的肠道菌也被抑制

或杀死，造成肠道内菌群的失调。所以大病初愈的人喝酸奶，对身体恢复有着其他食物不能替代的作用。

只是，大家也要注意，酸奶对身体固然好，但也不是多多益善的。很多女孩子喜欢喝酸奶，甚至把它当成了饮料，每天喝好几瓶，这样做虽然没有什么坏处，但也没有必要。其实按照每天早上一杯牛奶、晚上一杯酸奶（125 ~ 250毫升）的量食用就足够了。由于胃酸有杀菌功效，因此，最好不要在空腹时喝含有益生菌的酸奶，一般选择饭后30 ~ 60分钟喝效果比较好。为了保留酸奶所含益生菌的活性，喝酸奶前后最好别喝热饮。

酸奶之所以能有强大的提高免疫力的功能，主要靠里面千千万万的"菌"，只有冷藏才能将活菌很好地保留下来，所以酸奶需要在0 ~ 4℃的环境下保存，并且在保存过程中酸度会不断提高而使酸奶变得更酸。如果保管条件好，酸奶不会变坏，否则会使酸奶生长菌、酵母或芽孢杆菌变质，这样的酸奶不能喝。夏天天气热时购买酸奶一定要看卖酸奶的商家有没有冰柜保存，没有在冰柜保存很难保证酸奶的

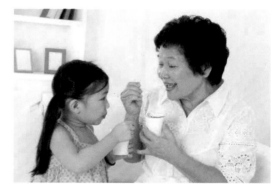

质量。在夏季我们可以现买现喝；在冬季如果嫌凉，可以在室温条件下放置一定时间后再喝，但最好不要加热喝。

酸奶与其他食物、药物不可以随意搭配。虽然酸奶和很多食物搭配起来味道都不错，在吃早餐时，酸奶搭配面包、点心，口感好且营养丰富，但千万不要将酸奶和香肠、腊肉等高油脂的加工肉品一起食用。因为加工肉品内添加了硝，也就是亚硝酸，会和酸奶中的胺形成亚硝胺，亚硝胺是一种致癌物。如果酸奶和腌制食品同食，最好搭配上新鲜的水果，可以防止致癌物质亚硝胺的形成，因为水果里的维生素C会优先与腌制食品里的亚硝酸钠反应。酸奶也不宜与抗生素同服，因为氯霉素、红霉素等抗生素、磺胺类药物可以杀死或破坏酸奶中的乳酸菌，使酸奶失去保健作用。

　　大家在市面上遇到的酸奶有很多种，有的酸奶特别浓稠，有的酸奶甚至是呈固态状的。很多人都认为酸奶越稠越好，其实这种很稠的酸奶只是因为其中含有各种增稠剂，如羟丙基二淀粉磷酸酯、果胶、明胶等。过多的增稠剂虽然增强了酸奶的口感，但对身体没有什么好处。

　　酸奶老少皆宜，老人、幼儿、女性都适宜饮用，身体虚弱、气血不足、营养不良、皮肤干燥、肠燥便秘，以及患有高胆固醇血症、动脉硬化、冠心病、脂肪肝等病症者更应该多喝一点，使用抗生素者和年老体弱的人也适合常喝酸奶。虽说酸奶滋阴补虚，诸无所忌，但绝不是越多越好。胃酸过多的人不要多喝，而且酸奶有促使腹泻作用，婴儿也不适合多喝。

▶红酒，可以喝的健康"红宝石"

　　一提起红酒，大家可能想到的就是法国、浪漫、烛光晚餐之类的词语。可是，法国人喜欢喝红酒不仅仅是因为它口感好，一旦碰到头疼脑热，法国人也会第一时间想到红酒。一杯温热的红酒，不但能对付感冒，还能改善经期虚冷症，这都要归功于红酒增强人体免疫力的作用。

　　大家身边一定会有经常喝红酒的人，可以观察他们是不是很少出现感冒的症状。这是因为红酒中的苯酚类化合物能在病毒表面形成一层薄膜，使其难以进入人体细胞，从而达到防治感冒的效果。而且葡萄酒中含有一种叫白藜芦醇的物质，这种物质能有效增强人体免疫力，

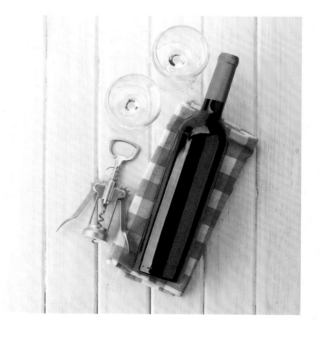

所以长期处于空调房内、缺乏运动的白领经常饮用适量红酒，对提高免疫力会有很大帮助。而且从红酒中提炼的超氧化物歧化酶（SOD）活性特别高，其抗氧化功能比由葡萄直接提炼的要高得多。制成红酒后，葡萄籽中富含的营养物质多酚会更易于人体吸收，其抗衰老能力是维生素 E 的 50 倍、维生素 C 的 25 倍。这些功能超强的抗氧化物不仅能够中和身体产生的自由基，保护细胞和器官过早氧化，令肌肤恢复白嫩光泽，还能够防止动脉内的低密度脂蛋白氧化，这个氧化过程被认为是心脏病的根源，因为氧化的低密度脂蛋白最终会在血管中形成阻塞，让人患脑卒中或心肌梗死，而红酒可以防止这种动脉硬块的形成。每周喝大约 200 毫升红酒，就能抑制动脉硬化和降低血管内膜增生的速度。

大部分人都可能曾经患有过胃病，我们可以借助红酒来预防胃溃疡。因为适度喝红酒，会降低人感染幽门螺杆菌的风险，而幽门螺杆菌被认为是胃溃疡的罪魁祸首。但是，假如你已经患了胃溃疡，就不应该再喝酒了，因为酒精可能刺激溃疡部位的神经，增加疼痛感。

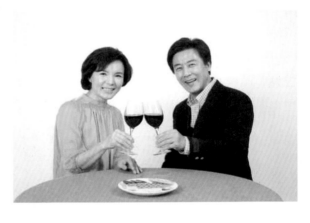

总而言之，由于葡萄的营养价值很高，所以以葡萄为原料的红酒也蕴藏了多种氨基酸、无机盐和维生素，这些物质都是人体必须补充和吸收的营养物质。已知的红酒中含有对人体有益的成分大约就有 600 种，红酒的营养价值由此也得到了广泛的认可。

可是要说它到底对我们有哪些营养价值，那还真的难以一一列举。

红酒的成分相当复杂，它是经自然发酵酿造出来的果酒，其中含量最多的是葡萄果汁；其次是经葡萄里面的糖分自然发酵而成的酒精，剩余的物质超过一千种,比较重要的有三百多种。红葡萄酒中虽然其他重要的成分如酒酸、

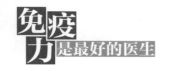

无机盐和单宁酸等占的比例不高，但这些物质却是判断酒质优劣的决定性因素。质优味美的红葡萄酒，能呈现一种组织结构的平衡，使人在味觉上有无穷的享受，同时也给健康带来助益。

只是，红酒再好也含有酒精，所以肝功能不全的人，喝红酒最好谨慎一些。糖尿病、严重溃疡病患者，是不适合喝红酒的。即便是适合喝红酒的人，每次喝红酒也不要超过150毫升，小酌一点即可，不要贪杯。

▶茶，抗感染、防衰老的神奇饮料

喝红酒的人不容易感冒，喝茶的人也一样不容易生病。有研究指出，连续2周每天喝5杯红茶的人，体内会产生大量的病毒干扰素，其含量是不喝茶的人的10倍。这种可以抵抗感染的蛋白不但可以有效帮助人体抵御流感，还可以减轻食物中毒、伤口感染、脚气，甚至是疟疾的症状。当然，喝绿茶也具有同样的效果，然而喝咖啡就没有这样的作用。因此，中国人喜欢喝茶是个很好的习惯，可以有效地预防感冒等常见病。

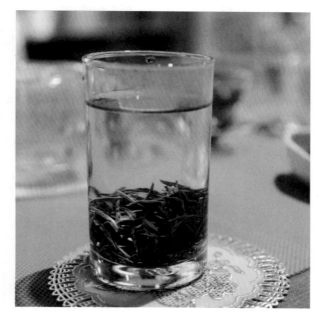

喝茶的好处当然不仅仅是这样，它还可以促进体内新陈代谢、清除体内自由基、防止细胞老化，从而起到强化免疫系统的作用。人体衰老的过程就是人体正常细胞被氧化的过程，也就是说，人体组织中自由基含量过剩时，细胞的正常功能就会遭到破坏，从而加速衰老。而茶叶中的茶多酚有极强的清除自由基的功效，从而提高人体的免疫功能。茶多酚还能通过提高人体免疫球蛋白总量，并使其维持在高水平，刺激抗体活性的变化，从而提高人的免疫能力。此外，茶多酚还可以通过调节免疫球蛋白的数量和活性，间接抑制或杀灭各种病原体，比如伤寒菌、肺炎双球菌、痢疾杆菌、流感病毒、腮腺炎病毒、麻疹病毒、疱疹病毒等。

显而易见，茶多酚可以有效提高人体的免疫力。茶多酚只存于茶树中，在六大茶类中，绿茶是唯一没经过发酵工艺处理的，所以茶多酚得以大量保留，当然其他品种的茶中，茶多酚和维生素C的含量也相当高。

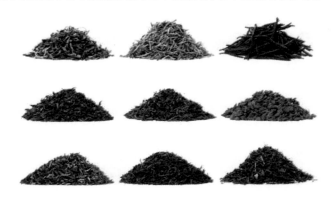

而且，茶叶中含有一种特殊的化学物质叫烷基胺，这种物质也存在于某些细菌、肿瘤细胞、寄生虫和真菌中。由于平时喝茶时人体接触到了烷基胺抗原，所以一旦含有这种物质的疾病发生，人体就能够抵抗，这跟接种疫苗的原理相似。同时，茶叶中含有大量的氨基酸，这也是人体提高免疫力的坚强后盾。综上所述，只要每天喝上几杯茶，不管是红茶或是绿茶，都能够提高身体的免疫力。

当然，喝茶也是有禁忌的。肠胃功能不好的人或者老年人不适合喝浓茶，否则可能会引起肠胃不适。女性在经期最好不要多喝茶，因为茶中含有较多的鞣酸，会与食物中的铁分子结合，形成大量沉淀物，妨碍肠道黏膜对铁分子的吸收，茶越浓，对铁吸收的阻碍作用就越大，特别是餐后饮茶更为明显。因此，女性以及患有贫血的人，即使在平时，也要少喝浓茶。例如，神经衰弱者临睡前不宜喝茶，因为茶有兴奋中枢神经的作用；还有正在哺乳的妇女也要少喝茶，因为茶对乳汁有收敛作用。最后，不管是谁，都不要用茶服药。

泡茶有讲究。由于绿茶的芽叶细嫩，冲泡时不能用太热的水，80℃左右即可。冲泡时不必盖上杯盖，以免产生热闷气，影响茶汤的鲜爽。冲泡红茶，宜用刚煮沸的水冲泡，并盖上杯盖，以免释放香味。在我国部分地方，有将红茶加糖、奶、芝麻饮用的习惯，这样既能暖身，又可增加营养，大家不妨试一试。另外，冲泡出来的头遍茶，最好不要喝，因为茶叶在栽培与加工过程中受到农药等有害物的污染，茶叶表面会有一定的残留。冲泡出来太久的茶，尤其是隔夜茶尽量不要喝。新茶也要少喝，因为新茶存放时间短，含有较多未经氧化的多酚类、醛类及醇类物质，对人的胃肠黏膜有较强的刺激作用，容易诱发胃病。

▶燕麦，预防感冒、降低哮喘风险

燕麦作为一种低糖、高营养、高能量食品，燕麦在谷物中的确是非常适宜人们食用的。与其他粮食相比，它含有的各种营养物质都非常有益人体，尤其是维生素E的含量特别高。

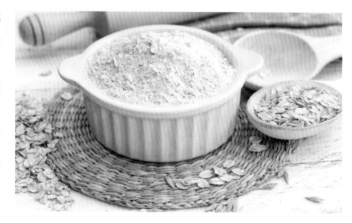

对于呼吸道来说，燕麦中丰富的 β - 葡聚糖能改善免疫系统，有效抗击病毒、细菌和寄生虫的入侵，从而提高人体抗细菌、抗氧化的能力，有效增强人体的免疫力，抵抗各种疾病。儿童常吃含燕麦的食物，有助于降低患哮喘的风险。

燕麦虽然营养丰富，但是不容易消化。所以，吃燕麦要掌握"少量、经常"的原则，每天不要超过40克，小孩或者老年人应该再减少一点，否则有可能造成胃痉挛或者腹部胀气。在燕麦的各种吃法里，我更推荐煮粥，因为粥更容易消化，这里给大家推荐两道食谱。

【牛奶燕麦粥】

材料：牛奶 250 毫升，燕麦 40 克，糖
适量。

做法：锅中加入适量的清水，烧沸后
加入燕麦；大火再次煮沸后，
调小火煮至燕麦变得黏稠；倒
入牛奶一起煮至微沸，小火再煮一会儿即可，可酌情加入糖调味。

营养师提醒：煮燕麦片的一个关键就是要避免长时间高温煮，否则会破坏
其中的维生素。生燕麦片需要煮 20 ~ 30 分钟，熟燕麦片则只需煮 5 分钟。
熟燕麦片与牛奶一起煮只需要 3 分钟，中间最好搅拌 1 次。

【黑糯米甜麦粥】

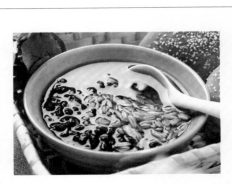

材料：黑糯米 150 克，燕麦 100 克，
糖少量。

做法：黑糯米、燕麦分别淘洗干净，
放入清水中浸泡 4 小时。坐锅
点火，加入适量清水，放入黑
糯米和燕麦煮沸。再改小火煮约 40 分钟至软烂，加入糖即成。

营养师提醒：燕麦是一种低糖、高营养食品。对于心脑血管患者、肝肾功
能不全者、肥胖者，还有想要减肥的女性来说都是保健佳品。

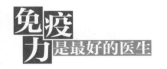

▶柠檬，感冒时多补充

柠檬可以算是有药用价值的水果之一，它富含维生素 C、糖类、钙、磷、铁、维生素 B_1、维生素 B_2、烟酸、奎宁酸、柠檬酸、苹果酸、橙皮苷、柚皮苷、香豆精、高量钾元素和低量钠元素等，对人体十分有益。

西方人喜欢把柠檬汁挤在鱼、肉、蛋上，是因为柠檬酸有利于多种无机盐的吸收。很多人喜欢在感冒的时候喝柠檬水，因为柠檬含有丰富的维生素 C，它对人体发挥的作用犹如天然抗生素，具有抗菌消炎、增强人体免疫力等多种功效，感冒初期喝点柠檬蜂蜜水，可以缓解咽喉痛的症状。每天往鼻子里滴几滴柠檬汁，还可以防治鼻窦炎。

柠檬也可以去除脸上的斑点，而且功效比橙子和柑橘还要强。柠檬的果皮富含芳香挥发成分，把柠檬切片放入杯中，加入温水和少量食盐饮用，可以杀菌，治疗咽喉痛，还有助于将喉咙中积聚的脓痰顺利咳出。这里给大家介绍两道食谱。

【柠檬盐水】

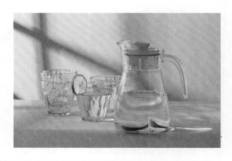

材料：新鲜柠檬 1 个，盐 5 克，清水
　　　300 毫升。

做法：把柠檬洗净切片，准备好杯
　　　子，加入清水，将柠檬片和精
　　　盐倒入，搅拌均匀即可。

营养师提醒：制作柠檬片之前，可以把柠檬用水打湿，表面抹上一层盐，轻轻摩擦片刻，再用水冲洗干净。

【柠檬蜂蜜水】

材料：柠檬 2 个，蜂蜜 200 毫升，凉
开水 1000 毫升。

做法：将柠檬洗净，两头切去后，再
切成薄片；以一层柠檬片、一
层蜂蜜的方式放入干净的玻璃
瓶或者是密封瓶中；将切好的

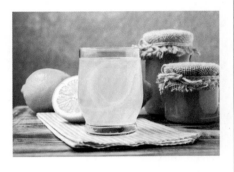

柠檬片全部浸入蜂蜜中，盖上盖子，放入冰箱中冷藏 1 周。饮用的
时候，用筷子取 2 片柠檬片，放入杯中，倒入少许浸过柠檬片的蜂
蜜和凉开水，搅拌均匀即可。

营养师提醒：剩下的柠檬蜂蜜需要继续放入冰箱中保存。如果柠檬片暴露
于蜂蜜之外，就要再倒一些蜂蜜，否则暴露于空气中的柠檬片容易变质。
也不要用过热的水冲泡，否则会损失柠檬片的香味和蜂蜜的营养成分。

▶蜂蜜，甜蜜的胃黏膜"保护神"

在物质生活极度丰富的今天，我们日常生活中的营养品也越来越多，种
类也越来越丰富，而蜂蜜经常出现在各大商店里，并且算是价格比较合理的
食物，对于身体来说具有非常好的养生功效。

有一项调查研究表示：曾调查二百多名百岁以上的老年人，其中有 143
人是养蜂人，他们平时常吃蜂蜜，由此可以证明蜂蜜有延长寿命的功效。蜂
蜜促进长寿的机制比较复杂，是对人体的综合调理，而非简单地作用于某个
器官。而且，蜂蜜中含有多种酶和无机盐，发生协同作用后，可以提高人体
的免疫力。蜂蜜还是人体心脑血管细胞最好的卫士，能预防心脑血管系统的
疾病。

蜂蜜为什么会有这些功效，我们还不大清楚。蜂蜜的营养成分极为复杂，已鉴定出的物质达到180余种。它含有70%左右的葡萄糖和果糖，以及蛋白质、有机酸、多种维生素、钙、镁、钾、磷等营养物质，还有一些我们尚未研究清楚的营养成分。由于花粉的来源不同，不同种类的蜂蜜其成分差异也比较大。

优质蜂蜜在室温下放置数年不会腐败，这证明它的防腐作用极强。实验证实，蜂蜜对链球菌、葡萄球菌、白喉杆菌等革兰氏阳性菌有较强的抑制作用。

在处理伤口时，把蜂蜜涂于患处，可减轻疼痛，减少渗出，促进伤口愈合，防止感染。多喝蜂蜜水，可以帮助我们的身体抗菌消炎，促进组织细胞再生。因此，蜂蜜对胃黏膜的溃疡面有保护和修复作用。

蜂蜜对胃肠功能有调节作用，还可以维持胃酸的正常分泌。动物实验证实，蜂蜜有增强肠蠕动的作用，可显著缩短排便时间。所以，结肠炎患者、习惯性便秘者、胃痛者、有胃烧灼感的人、胃十二指肠溃疡患者，都应常服用蜂蜜，对疾病有辅助治疗作用。

蜂蜜中的葡萄糖和果糖跟普通糖不同，不需要经过消化就能够被人体肠壁细胞吸收利用，因此不会加重胃肠负担，这对于儿童、老年人及病后恢复

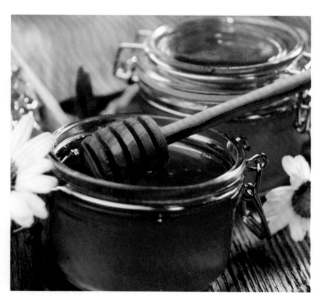

者来说尤为重要。刚才我们已经提到了，蜂蜜的营养成分非常复杂，正因为这样，更容易跟其他食物发生反应，所以我们吃蜂蜜的时候也要注意合理搭配。

蜂蜜不能与生葱、豆腐、韭菜、孜然一起吃；豆浆和蜂蜜不宜一起冲服；蜂蜜不能用开水冲饮，因为蜂蜜含有丰富的酶、

维生素和无机盐，如果用沸水冲饮，不仅不能保持其天然的色、香、味，还会不同程度地破坏它的营养成分，因此最好用不超过60℃的温水冲饮。这里我给大家介绍两道食谱。

【蜂蜜水】

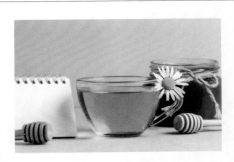

材料：蜂蜜1匙，温水300毫升。

做法：将蜂蜜倒进温水中，搅匀即可。

营养师提醒：如果在夏天喝，用凉开水稀释后饮用，口感更佳。建议大家每天晚上睡前喝一小杯蜂蜜水。如果在白天喝，建议在饭前1.5小时或饭后2小时比较合适。

【蜂蜜面包】

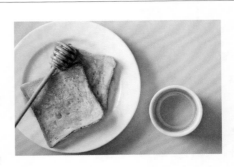

材料：蜂蜜1匙，面包片2片。

做法：将蜂蜜像果酱一样均匀地涂抹在面包片上。

营养师提醒：饮用蜂蜜水其实不是最好的食用方法。是直接食用，更好的方法吃早餐时涂在面包片上是不错的吃法。

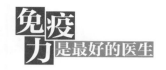
▶蔓越莓，有效抑制幽门螺杆菌

有些人对蔓越莓不太熟悉，我们平时吃的都是蔓越莓干。在美洲，蔓越莓可是赫赫有名的。北美洲的印第安部落，不仅用干鹿肉搅拌蔓越莓渣和油做成饼食用，而且用蔓越莓涂抹在伤口上吸收箭上的毒。

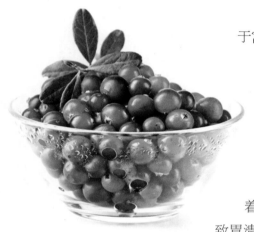

蔓越莓果富含营养，药用价值相当高，由于富含抗氧化的多酚类物质，所以有增强免疫力的效果；蔓越莓还含有特殊化合物——浓缩单宁酸，它能抑制多种致病细菌的生长和繁殖，阻止这些致病菌与体内细胞（如泌尿道上皮细胞）发生黏附，因此，蔓越莓可以预防和控制女性泌尿道感染。蔓越莓还有助于抑制幽门螺杆菌附着于肠胃内。大家都知道，幽门螺杆菌是导致胃溃疡、胃癌发生的主要原因。

除了直接食用以外，在澳大利亚等国家，蔓越莓还被开发为保健品。虽然目前对它的不良反应还没有明确的研究成果，但大家普遍认为，蔓越莓因为含有水杨酸成分，最好不要和阿司匹林同时食用；而且，由于蔓越莓含有较多糖分，所以糖尿病患者慎用；另外，蔓越莓能够明显升高草酸水平，所以肾结石患者也应该慎用。

新鲜蔓越莓果实很难保存，所以市面上我们经常见到的都是蔓越莓果汁、蔓越莓干等，它们也拥有同样的功效，大家可以根据自己的口味选择。

▶西蓝花，控制血糖、抗感染

西蓝花又名青花菜、绿菜花，有"蔬菜皇冠"的美誉。西蓝花的抗癌功效已经广为人知，它含的"萝卜硫素"有提高致癌物解毒酶活性的作用，长期食用西蓝花可有效预防前列腺癌，并且降低乳腺癌、直肠癌、胃癌的发病率。除此以外，西蓝花还含有丰富的维生素 C，能增强肝脏的解毒能力，提高机体的免疫力。

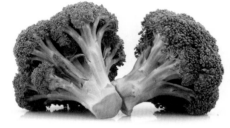

西蓝花是含有类黄酮最多的食物。类黄酮这种物质除了可以防止感染，还是最好的血管清理剂，能够阻止胆固醇氧化、防止血小板凝结、减少患心脏病与脑卒中的风险。同时，西蓝花属于高纤维蔬菜，能有效降低肠胃对葡萄糖的吸收，进而有效控制血糖水平。西蓝花还有杀菌和防止感染的功效，对于预防糖尿病的并发症也有很好的效果。

各国的营养学家号召人们多食用西蓝花，秋季的西蓝花花茎中营养含量最高。现在给大家介绍两种适合高血糖患者的菜谱。

【西蓝花炒菜花】

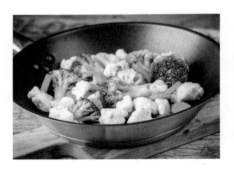

材料：西蓝花 300 克，菜花 200 克，红椒 10 克，蒜 5 瓣，姜片 3 片，盐、水淀粉、植物油各适量。

做法：西蓝花洗净，从每一朵花根处切断；菜花洗净，从每一朵花根处切断；红椒去瓤，切菱形块；蒜切片。炒锅置于火上，倒入清水，将西蓝花、菜花倒入焯烫至断生即可捞出沥水。坐锅点火，倒入植物油，加入蒜片、姜片煸香，加入西蓝花、菜花翻炒均匀，加入盐、清水翻炒均匀，加入水淀粉勾芡即可出锅。

营养师提醒：西蓝花、菜花不需要焯太久，断生即可。

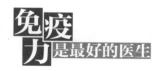

【清炒西蓝花】

材料：西蓝花500克，胡萝卜片适量，盐、水淀粉、植物油各适量。

做法：西蓝花洗净，切小朵备用；炒锅置于火上，加入清水，少量植物油、盐，将西蓝花倒入焯烫，待西蓝花色泽变翠绿即可捞出沥水备用；另起锅，倒入植物油，加入胡萝卜片翻炒，再加入西蓝花翻炒，加入清水，加盐快速翻炒，临出锅时加入水淀粉勾芡即可出锅。

营养师提醒：吃西蓝花的时候要多嚼几次，这样才更有利于营养的吸收。

▶海带，防止动脉硬化、有助于控制血压

海带是在低温海水中生长的一种海藻类植物，一直以含有丰富的碘元素而著称。其实除了碘，海带还含有蛋白质、脂肪、膳食纤维、糖类、维生素 B_1、维生素 B_2、维生素 C、烟酸、维生素 E、钾、钠、钙、镁、铁、锰、锌、磷、硒、藻胶酸和昆布素等营养物质，有降血脂、降血糖、调节免疫力、抗凝血、抗肿瘤、排铅解毒和抗氧化等多种作用。

科学家还在海带中发现了甘露醇，甘露醇具有良好的降低血压、利尿消肿的作用。

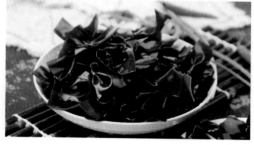

海带中含有的海带多糖，能够有效降低人体血液中的胆固醇、三酰甘油的浓度。同时，海带多糖还具有抗凝血的作用，可防止血管内血栓的形成。

海带中还富含膳食纤维，可以与人体内的胆酸结合排出体外，从而减少胆固醇合成，防止动脉硬化。此外，海带中的海带氨酸及丰富的钾盐、钙元素，可以帮助防治高血压。需要注意的是，由于现在水质污染比较普遍，海带中可能含有有毒物质砷，所以烹制前要先用清水浸泡 2 ～ 3 小时，中间换一两次水。浸泡海带的时候也不要超过 6 小时，以免水溶性的营养物质损失过多。这里给大家介绍两道食谱。

〔海带汤〕

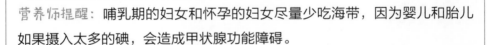

材料：海带 200 克，绿豆 50 克，冰糖适量。

做法：将海带放入淡水中泡 2 ～ 3 小时；绿豆放入容器内加入清水泡制 1 小时。炒锅置于火上，加入清水，绿豆熬至绿豆汤变红色，加入海带、冰糖熬制 10 分钟左右即可出锅。

营养师提醒：哺乳期的妇女和怀孕的妇女尽量少吃海带，因为婴儿和胎儿如果摄入太多的碘，会造成甲状腺功能障碍。

〔海带玉米排骨汤〕

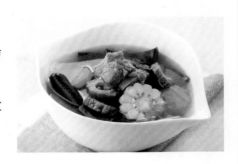

材料：猪排骨500克，玉米1个，胡萝卜1根，海带80克、苦瓜1个，枸杞子10克，葱段、姜片、盐各适量，大料5～8个。

做法：海带洗净切成长条，打成结；

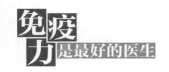

苦瓜洗净去蒂，瓤去掉，切成片；玉米切成段；将胡萝卜去皮，切成片；排骨切成寸段，将排骨段放入沸水中焯烫，用勺子将锅中的血沫撇净，将排骨段捞出沥干水分。另起锅倒入清水，将排骨段、葱段、姜片、大料放入锅中炖 1 小时捞出，保留汤汁；另起锅，将炖好的排骨放入锅中加入海带结、玉米段倒入炖排骨的原汤炖煮 50 分钟，放入胡萝卜片煮 15 分钟，加入盐调味煮沸后加入枸杞子即可。

营养师提醒：对于高血压人群，不推荐用海带和肉类熬汤，因为肉汤中含氮浸出物增加，可能加重心、肝、肾脏的负担。

▶轮叶党参，抗血栓、提高免疫功能

轮叶党参为桔梗科党参属多年生蔓生草本植物，又名山海螺、四叶参、羊乳、羊奶参、白蟒肉、山胡萝卜等，美味可口，是难得的上好佳肴。传统医学认为轮叶党参味甘、苦、性平，有滋补强壮，补虚通乳，养阴润肺，清热解毒，消肿排脓等作用。主要用于气滞体虚，气阴不足，自汗口渴，肺燥干咳等症的治疗。轮叶党参含有丰富的糖类、维生素、氨基酸、无机盐及膳食纤维等营养成分，除此之外，轮叶党参包含萜类、生物碱类、挥发油类、黄酮类、木脂素及皂苷类等多种活性成分。轮叶党参以根入药，是药食两用的中药材，具有抗氧化、抗突变、抗血栓、降血脂、提高免疫功能、保肝、消炎、解毒、排脓、镇咳、祛痰等多种药理作用。

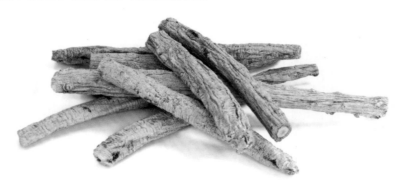

▶人参，抗氧化、抗辐射

人参的别称为黄参、地精、神草，在我国具有悠久的药用历史，具有"百草之王"的称号，是闻名遐迩的"东北三宝"之一。人参的肉质根为著名强壮滋补药，具有调整血压、恢复心脏功能、提高身体免疫力的作用，也有祛痰、健胃、利尿等功效。人参含有多种有效活性成分，包括人参皂苷、人参烯醇

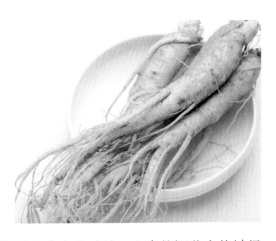

和人参多糖等，其中人参皂苷具有增强免疫力的功效。人参能调节人体神经系统，可以治疗神经衰弱、抑郁症、焦虑症等，可减轻或消除头痛、心悸、失眠、健忘等症状。人参能提高机体免疫功能，调节内分泌系统功能，延长细胞寿命，消除自由基，延缓大脑衰老，改善大脑功能。人参能提高心脏的机能，提高工作效率，增强身体耐力和运动器官的功能，许多运动员通过食用草药（人参、金华菊等）补充剂增加免疫功能和运动中的免疫功能。人参多糖还能通过调节免疫系统达到抗肿瘤、抗氧化、抗辐射、抗病原微生物的作用。

▶西洋参，促进蛋白合成、提高免疫力

西洋参又称花旗参，是一种"清凉"参，其味苦、微甘，性凉，具有滋阴补气、生津止渴、除烦躁、清虚火、扶正气、抗疲劳的功效。西洋参中含有人参皂苷，具有提高人体免疫力、抵抗疾病、延缓衰老的作用。因此，体质弱的人，如老年人、身患重病的人都可以长期服用西洋参。西洋参中多糖类物质是一类具有特殊生物活性的物质。西洋参及其提取物可溶性果胶中均含有一定的

多糖类成分，目前分离出来的成分有蔗糖、人参三糖、麦芽糖、葡萄糖、果糖、山梨糖、半乳糖醛酸、半乳糖、阿拉伯糖、木糖、鼠李糖等。西洋参具有消除疲劳、增强记忆力等作用，可适用于失眠、烦躁、记忆力衰退等症状。西洋参还可以调节血压，高血压患有冠心病的患者可以长期服用。西洋参作为补气保健首选药材，可以促进血清蛋白合成、骨髓蛋白合成、器官蛋白合成等，提高机体免疫力，抑制癌细胞生长，有效抵抗癌症。但也要提醒大家，少量食用西洋参足以，过量服用西洋参也会对身体不利。

▶ 猕猴桃，低脂肪、无胆固醇

被誉为"水果之王"的猕猴桃酸甜可口，营养丰富，是老年人、儿童、体弱多病者的滋补果品。猕猴桃的质地柔软，口感酸甜。猕猴桃除含有猕猴桃碱、蛋白水解酶、单宁果胶和糖类等有机物，以及钙、钾、硒、锌、锗等微量元素和人体所需 17 种氨基酸外，还含有丰富的维生素 C、葡萄酸、果糖、柠檬酸、苹果酸、脂肪等物质。

猕猴桃的营养价值远超过其他水果，它的钙含量是葡萄柚的 2.6 倍、苹果的 17 倍、香蕉的 4 倍，维生素 C 的含量是柳橙的 2 倍。世界上消费量最大的前 26 种水果中，猕猴桃的营养最为丰富。猕猴桃果实中的维生素 C、镁及微量元素含量最高。在前三位低钠高钾水果中，猕猴桃由于较香蕉及柑橘含有更多的钾而位居榜首。同时，猕猴桃中的维生素 E 及维生素 K 含量较高，脂肪含量低且无胆固醇。猕猴桃还含有良好的可溶性膳食纤维，作为水果最引人注目的地方当属其所含的具有出众抗氧化性能的植物性化学物质超氧化物歧化酶。猕猴桃籽中富含多酚、黄酮及硒等生物活性物质。因此，在食用猕猴桃时应充分咀嚼。

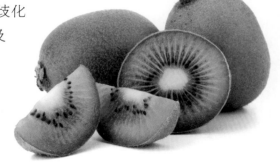

一颗猕猴桃能提供一个人一日维生素 C 需求量的两倍多，维

生素 C 是人体需求量较大的营养素之一，它具有多种生理功能，如抗氧化，增加人体免疫力，改善铁、钙和叶酸的利用等。

▶蛹虫草，抑菌、抗氧化

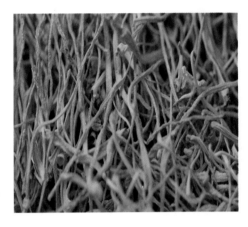

蛹虫草又称北冬虫夏草或北虫草，是一种常用的食药用真菌。蛹虫草与野生冬虫夏草是同属一种真菌，是虫草菌属的模式真菌，蛹虫草中的活性成分以及药理作用与野生冬虫夏草非常相近，又易于人工培育，价格相对较低。蛹虫草含有核苷类化合物、虫草多糖、虫草酸甾醇类、氨基酸、微量元素等多种化学成分，具有较高的药用和营养价值，包括抗肿瘤、免疫调节、镇静催眠、抑菌及抗氧化等作用，同时人工栽培的蛹虫草纯子实体亦可广泛应用于保健食品、保健药品及化妆品领域，例如：枇杷叶蛹虫草黄酒、虫草多糖保健茶饮料、虫草多糖苹果果醋及液体类和固体类蛹虫草食品等。中医认为。蛹虫草既能补肺阴，又能补肾阳，主治肾虚、阳痿遗精、腰膝酸痛、病后虚弱、久咳虚弱、劳咳痰血、自汗盗汗等，是一种能调节阴阳的中药。

▶冬虫夏草，抗疲劳、调节细胞免疫功能

冬虫夏草是我国一种名贵的滋补药材，可入药，也可食用，具有很高的营养价值。冬虫夏草具有补肾益肺、止咳化痰的功效，主治阳痿遗精、腰膝酸痛、久咳虚劳、劳咳痰血等疾病。冬虫夏草含有虫草素、核苷类、虫草多糖、虫草酸和甾醇、脂肪酸、氨基酸、维生素和微量元素等活性成分。冬虫夏草可以增强机体的免疫力，滋补肺肾，抗疲劳，抗氧化，抗纤维化，对呼吸道、

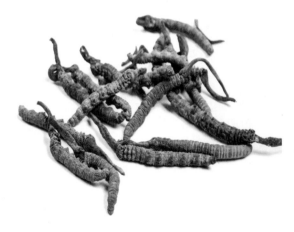

肾脏、肝脏、神经系统、心血管系统等有很好的保健作用，对肺癌、肝癌等有明显的抑制作用。冬虫夏草在多种疾病的预防和治疗中发挥了重要作用，兼有细胞免疫和体液免疫调节作用。冬虫夏草含有的虫草多糖、麦角甾醇、D-甘露醇、腺嘌呤等对单核巨噬细胞、T淋巴细胞、B淋巴细胞和NK细胞都有刺激活化作用。虫草多糖在触发免疫应答反应中具有重要作用，虫草多糖对免疫机制影响是明显提高巨噬细胞的吞噬功能，促进淋巴细胞增殖，增强机体免疫力及抗病力。虫草素可作为一种免疫调节剂来治疗免疫性疾病。

▶洋葱，促进钠盐排泄、预防血栓形成

洋葱是一种很普通的家常蔬菜。洋葱的肉质柔嫩，汁多辣味淡，品质佳，适于生食。洋葱进入人类食谱已有3500年的历史。洋葱分为白皮、黄皮和紫皮三种。从营养价值的角度讲，紫皮洋葱的营养价值更高。这是因为紫皮洋葱相对于其他两个品种的洋葱味道更辛辣，这就意味着洋葱中含有更多的蒜素。洋葱的营养成分十分丰富，不仅富含钾、维生素C、叶酸、锌、硒及纤维质等营养素，更有两种特殊的营养物质——槲皮素和前列腺素A。这两种特殊营养物质，使洋葱具有了很多其他食物不可替代的健康功效。研究表明洋葱富含的硒元素和槲皮素，对癌症有预防作用。硒是一种抗氧化剂，能刺激人体免疫反应，从而抑制癌细胞的分裂和生长，

还可降低致癌物的毒性。而槲皮素则能抑制致癌细胞活性，阻止癌细胞生长。调查显示，常吃洋葱比不吃洋葱的人患胃癌的概率少 25%。洋葱是所知唯一含前列腺素 A 的蔬菜。前列腺素 A 能扩张血管、降低血液黏度，可对抗儿茶酚胺等升压物质，促进钠盐排泄，因而会产生降低血压、增加冠状动脉血流量，预防血栓形成的作用。洋葱所含硫化物能促进脂肪代谢，具有降血脂、抗动脉硬化的作用。洋葱所含类黄酮能降低血小板的黏滞性，常吃洋葱可预防血栓，减少心梗和脑血栓概率。洋葱有浓郁的刺鼻味道，正是这种特殊的气味可以刺激胃酸分泌，增进食欲，对萎缩性胃炎、胃动力不足、消化不良等引起的食欲不振有明显的改善效果。洋葱对神经系统有重要的保护作用，有利于提高免疫力。洋葱中含有植物杀菌素，有很强的杀菌能力，有祛痰、利尿、发汗以及抑菌防腐等作用，能有效抵御流感病毒、预防感冒。研究表明洋葱的护心作用优于葡萄酒，可降低胆固醇、预防血管硬化、增强血管弹性和保持健康血压水平。洋葱含有与降糖药甲苯磺丁脲相似的有机物，能明显降低血糖含量，能有效预防 2 型糖尿病和肥胖症。

▶大豆，阻止胆固醇吸收、调节胃肠功能

大豆起源于中国，东北大豆质量最佳，大豆的营养价值很高，被称为"绿色的牛乳""田中之肉"等，是数百种天然食物中最受营养学家推崇的食物。大豆营养全面，蛋白质的含量不仅高，而且质量好，且氨基酸的组成与人体比例相近，比较容易被人体

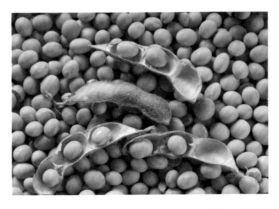

消化吸收。大豆中的蛋白质含量比猪肉高 2 倍，是鸡蛋含量的 2.5 倍。如果把大豆和肉类食品、蛋类食品搭配着来吃，其营养可以和蛋、奶的营养相比，甚至还超过蛋和奶的营养。大豆中还含有胡萝卜素、大豆皂角素、大豆异黄酮、

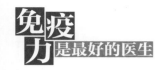
多种维生素及无机盐。

　　大豆脂肪也具有很高的营养价值，这种脂肪里含有很多不饱和脂肪酸，容易被人体消化吸收。而且大豆脂肪可以阻止胆固醇的吸收，所以对于动脉硬化患者来说，大豆是一种理想的营养品。食用大豆对心血管疾病、骨质疏松、糖尿病有着积极的防治作用。尤其对于女性来说，大豆中的大豆异黄酮是植物雌激素，可有效缓解女性更年期常见的各种不适症状。

　　豆渣中的膳食纤维对促进人体的消化吸收，排泄固体废物有着举足轻重的作用。适量地补充纤维素，可使肠道中的食物增大变软，促进肠道蠕动，从而加快了排便速度，防止便秘和降低肠癌的风险。同时，膳食纤维具有明显的降低血浆胆固醇、调节胃肠功能及胰岛素水平等作用。

　　大豆可以加工成豆制品，做成发酵豆制品，包括腐乳、臭豆腐、豆瓣酱、酱油、豆豉、纳豆等，非发酵豆制品包括水豆腐、干豆腐、豆芽、卤制豆制品、油炸豆制品、熏制豆制品、炸卤豆制品、冷冻豆制品、干燥豆制品等。另外，豆粉是代替肉类的高蛋白食物，可制成多种食品，包括婴儿食品。这里给大家介绍两道食谱。

【麻婆豆腐】

材料：豆腐 500 克，肉末 50 克，小葱 3 根，蒜末适量，郫县豆瓣酱 30 克，老干妈辣酱、酱油、植物油、盐、水淀粉各适量。

做法：小葱洗净切成葱花；豆腐切成大概 2 厘米宽的豆腐片，然后再切成 2 厘米的粗条，再切成 2 厘米见方的方块。炒锅置于火上，加入清水，将切好方块的豆腐倒入锅中煮至水沸，豆腐捞出沥水备用。炒锅置于火上，倒入植物油，加入郫县豆瓣酱、葱花、蒜末炒香，锅中加入肉末翻炒变色。如果想要颜色亮丽可加入少量老干妈辣酱，然后加入酱油，再加清水适量（不需要没过豆腐），加入适量盐。待水响边（锅边开始略微冒小泡）即可倒入豆腐，小火慢煮7分钟，勾芡轻推（豆腐不用翻炒）撒上葱花即可出锅。

【三鲜炖豆腐】

材料：豆腐500克，上海青2棵，香菇3个，姜片5片，盐适量，香油、枸杞子各少许。

做法：上海青洗净一开二备用；香菇洗净，去根，在顶部斜刀改成4瓣；豆腐切成长4厘米左右，高2厘米左右，宽1厘米左右的大片；炒锅置于火上，倒入清水，加入姜片，香菇煮制5分钟；加入豆腐片、盐炖制5分钟，加入上海青、香油、枸杞子即可出锅。

▶香蕉，协助脑部产生更多的血清素、提高免疫力

香蕉果肉营养价值颇高，每100克果肉含糖类20克、蛋白质1.2克、脂肪0.6克；每100克香蕉果肉的热量达380千焦。一些热带地区将香蕉作为主要粮食。此外，香蕉含有多种微量元素和维生素，能帮助人体放松肌肉，使人身心愉悦，具有一定的减肥功效。

香蕉中维生素A能促进生长，增强身体对疾病的抵抗力，可以维持正常的生殖力和视力；香蕉富含的色氨酸和维生素，能够协助脑部产生更多的血清素，从而有效增强免疫力。同时，香蕉富含维生素B_6，对增强人体免疫力

有良好的作用。香蕉具有高钾低钠的特点，是理想的降压和预防中风的水果之一。据专业研究表明，每天食用一根香蕉可使中风概率降低21%。

香蕉烤着吃，可以提升免疫力。吃香蕉有很多好处，可以让白细胞的数量增加，在对抗病毒方面具有很强的作用。虽然生吃香蕉也有同样的效果，但香蕉烤过以后水分减少，减轻了吃香蕉后的饱腹感，其中的营养素也比较容易被人体吸收。此外，香蕉所含的寡糖会因为烤的过程增加，寡糖可增加肠内有益菌，有益菌的数量增加，免疫力当然会提升。为了让香蕉的效用发挥到极致，香蕉熟了之后出现的很多黑点，这些黑点也可以吃下去，并不会影响身体健康。

香蕉含有一种被称为生物碱的物质，可振奋精神和提高信心。而且香蕉是色胺酸和维生素的很好的食物来源，这些都可帮助大脑制造血清素，有助于缓解情绪，改善忧郁，令人心情舒畅。

▶萝卜，降血脂、预防动脉硬化

萝卜又称莱菔，萝卜子称莱菔子。萝卜在中国民间有"小人参"的美称。萝卜是家家户户饭桌上的"常客"，现代营养学研究表明，萝卜含有丰富的糖类和多种维生素，其中维生素C的含量比梨高8～10倍。萝卜含丰富的维生素C和微量元素锌，有助于增强机体的免疫功能，提高抗病能力。萝卜含有大量纤维素和双链核糖核酸，纤维素可促进胃肠蠕动，防治便秘，双链核糖核酸能诱导人体产生干扰素，增强人体免疫力。萝卜中的B族维生素和钾、镁等可促进胃肠蠕动，有助于体内废物的排出。常吃萝卜可降低血脂、软化血管、稳定血压，预防冠心病、动脉硬化、胆石症等疾病。

胡萝卜含有大量胡萝卜素，这种胡萝卜素的分子结构相当于 2 个分子的维生素 A，进入机体后，其中 50% 变成维生素 A，有补肝明目的作用，可治疗夜盲症。胡萝卜素转变成维生素 A，有助于增强机体的免疫功能，在预防上皮细胞癌变的过程中具有重要作用。

红萝卜属于十字花科植物，含有抗肿瘤活性物质——干扰素诱生剂成分。我们常喝的能预防感冒的板蓝根，就是十字花科植物菘蓝的根。红萝卜还含有一种淀粉酶，能分解食物中的亚硝胺和木质素，使体内的巨噬细胞吞噬癌

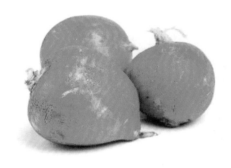

细胞的活力提高 2 ～ 4 倍，从而能增加机体免疫力，抑制癌细胞的生长，起到防癌抗癌的作用。生食红萝卜还可以降血脂和胆固醇，预防冠心病、动脉硬化等疾病。我们可以直接带皮生吃，还可以拌凉菜，如糖醋萝卜丝。将萝卜洗净切成丝，放入适量糖和醋拌匀即可食用，酸甜适口，入口清爽。请注意，萝卜生吃效果好，煮熟之后这些有效成分就会被破坏。

以萝卜为原料与其他蔬菜可搭配出近百种菜肴。泡菜中的腌萝卜富含可增强人体免疫力的短乳杆菌，有助于抑制流感病毒。这里给大家介绍两道食谱。

【酸辣萝卜条】

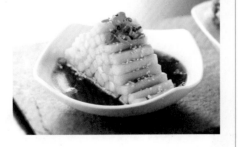

材料：白萝卜 500 克，小米椒适量，
　　　蒜 5 瓣，葱花、盐、生抽、米
　　　醋各适量。

做法：白萝卜洗净，去皮、萝卜缨子，
　　　切 4 厘米长左右的大块，再切

成 1 厘米左右的长条备用；小米椒切椒圈，薄一点；蒜碾压，剁碎

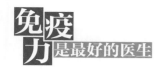

末。将萝卜条放入容器内，加入小米椒圈、葱花、盐、生抽、米醋，搅拌均匀装盘即可。

〔醋腌萝卜〕

材料：白萝卜1根，醋4汤勺，盐、辣椒丁、芝麻、葱花各适量，糖2汤勺。

做法：将洗净的白萝卜切去根须、去皮，切成大约0.5厘米的厚片。

将萝卜片放在大碗中，加入适量的盐，加入糖、醋、辣椒丁、芝麻、葱花搅拌均匀，腌制30分钟即可食用。

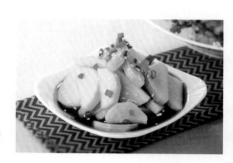

▶红枣，降低血清胆固醇、抵制癌细胞

红枣作为滋补佳品，素有"日食三枣，长生不老"之说。红枣又称大枣、干枣、枣子等。红枣富含蛋白质、脂肪、糖类、胡萝卜素、B族维生素、维生素C、芦丁以及磷、钙、铁等成分，其中维生素C的含量在果品中名列前茅，有"天然维生素丸"的美誉。

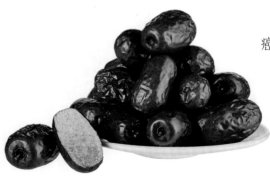

红枣能提高人体免疫力，并可抑制癌细胞。药理研究发现，红枣能促进白细胞的生成，降低血清胆固醇，提高人血白蛋白，保护肝脏，红枣中还含有抑制癌细胞，甚至可使癌细胞向正常细胞转化的物质。经常食用红枣的人很少患胆结石，这是因为红枣中丰富的维生素 C，使体内多余的胆固醇转变为胆汁酸，胆固醇少了，结石形成的概率也就随之减少。红枣所含的芦丁，能使血管软化，从而降低血压，对高血压病有防治功效。注意，红枣是温热食物，吃多易上火，每人每天 3 ~ 5 颗为宜。

▶红薯，延缓衰老、抗击病毒

红薯被人们称为"冠军菜"，欧美人称它为"第二面包"。红薯还具有多种食疗保健及药用价值，营养学家们称其为营养最均衡的保健食品。红薯中含有多种人体需要的营养物质，除富含淀粉和可溶性糖外，还含有蛋白质、脂肪酸，多种维生素及钙、磷、铁等。另外，维生素 B_1 和维生素 B_2 的含量分别比大米高 6 倍和 3 倍，维生素 C 的含量是苹果、葡萄、梨的 10 ~ 30 倍。常吃红薯还有美容护肤，延缓衰老的功效。

红薯可增强皮肤抵抗力。皮肤也是人体免疫系统的一员，健康的皮肤是人体抵抗细菌、病毒等外界侵害的第一道屏障，它需要维生素 A 来呵护。补充维生素 A 最好的办法就是从食物中获取 β - 胡萝卜素，红薯是获得这种营养的最快途径，它含有丰富的 β - 胡萝卜素，且热量低。多吃红薯有助于人体制造足够的白细胞来抗击病毒或其他感染，有提高人体免疫力的功效。

▶紫薯，预防多种疾病、提高免疫力

紫薯，除了具有普通红薯的营养成分外，还富含硒元素和花青素。花青素是目前科学界发现的防治疾病、维护人类健康最直接、最有效、最安全的自由基清除剂。其清除自由基的能力是维生素 C 的 20 倍、维生素 E 的 50 倍，

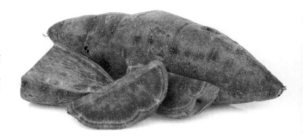

对 100 多种疾病有预防和治疗作用。紫薯还含有大量黏液蛋白，能够防止肝脏和肾脏结缔组织萎缩，提高机体免疫力。

▶番茄，补充抗氧化剂、提高免疫力

番茄即西红柿，番茄富含维生素 A、维生素 C、维生素 B_1、维生素 B_2 以及胡萝卜素和钙、磷、钾、镁、铁、锌、铜和碘等多种元素，还含有蛋白质、糖类、有机酸、纤维素。据营养学家研究测定：每人每天食用 50 ～ 100 克鲜番茄，即可满足人体对几种维生素和无机盐的需要。吃生的能补充维生素 C，吃煮熟的能补充抗氧化剂。西红柿中主要的营养就是维生素，其中，最重要、含量最多的就是番茄红素。加热时间越长，番茄红素和其他抗氧化剂增幅越大。番茄红素是一种不饱和烯烃化合物，是成熟番茄中的主要色素。番茄红素作为一种抗氧化剂，其对有害游离基的抑制作用是维生素 E 的 10 倍左右。此前有研究发现，番茄红素可降低人患癌症和心脏病的风险。越来越多的证据表明，人们主要需要的是各种抗氧化剂，而一些水果蔬菜中的维生素 C 在抗氧化剂方面贡献很小。虽然加热过程中维生素 C 确有损失，但综合来看，番茄加热后其抗氧化剂活性得到了提高。番茄红素可活化免疫细胞，保护吞噬细胞免受自身的氧化损伤，促进 T、B 淋巴细胞增殖，刺激效应 T 细胞的功能，促进某些白

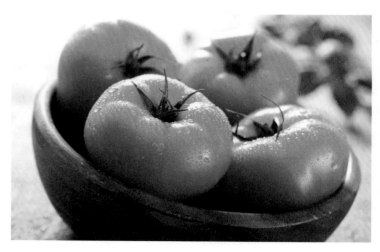

介素产生及抑制炎症介质生成，增强机体免疫力。

番茄的营养丰富，食用过程中注意以下几点：不宜生吃，尤其是脾胃虚寒及月经期间的妇女。如果只把番茄当成水果吃补充维生素C，或盛夏清暑热，则以生吃为佳。不宜空腹吃，空腹时胃酸分泌量增多，因番茄所含的某种化学物质与胃酸结合易形成不溶于水的块状物，食之往往引起腹痛，造成胃部不适、胃胀痛。不宜吃未成熟的青色番茄，因含有毒的龙葵碱。食用未成熟的青色番茄，会感到苦涩，多吃了可导致中毒，出现头晕、恶心、周身不适、呕吐及全身疲乏等症状，严重的还会发生生命危险。不宜长时间高温加热，因番茄红素遇光、热和氧气容易分解，失去保健作用。因此，烹调时应避免长时间高温加热。这里给大家介绍两道食谱。

【番茄牛腩】

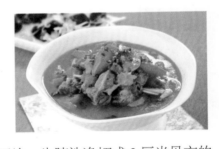

材料：牛腩 500 克，番茄 1 个，葱花、姜片、蒜片各适量，八角 5 ~ 8 个，老抽 2 汤勺，生抽 2 汤勺，盐、植物油各适量。

做法：将洗净的番茄切去根部，切成滚刀块；牛腩洗净切成 3 厘米见方的块，放入沸水中焯烫，用勺子撇去锅中的血沫，将牛肉捞出备用。炒锅置于火上倒入植物油，放入姜片、八角煸香，放入牛肉翻炒均匀，倒入清水将牛肉炖煮 1 小时；另起锅放入植物油，放入葱花、蒜片、番茄块翻炒均匀，将炖好的牛腩连同原汤一起倒入番茄的锅中，加入生抽、老抽、少量的盐继续炖煮 30 分钟即可出锅。

【梅汁小番茄】

材料：小番茄 300 克，九制话梅 10 颗，
蓝莓酱适量。

做法：炒锅置于火上，锅中倒入清水，
将小番茄倒入锅中，1 分钟后即
可捞出，剥皮；九制话梅放入碗内，用清水泡制 20 分钟后，沥干
水分备用；将九制话梅与小番茄放入容器内，将蓝莓酱淋在上面即
可食用。

▶草莓，含多种维生素、提高免疫力

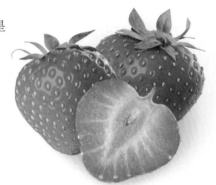

草莓营养价值丰富，被誉为是"水果皇
后""活的维生素"，含有丰富的维生素 C、
维生素 A、维生素 E、维生素 B_1、维生素
B_2、胡萝卜素、鞣酸、天冬氨酸、铜、草莓胺、
果胶、纤维素、叶酸、铁、钙、鞣花酸与花
青素等营养物质。草莓是世界上非常受欢迎的
水果之一。

草莓中维生素 C 的含量比苹果、葡萄中维生素 C 的含量
高 7 ~ 10 倍。所含的苹果酸、柠檬酸、维生素 B_1、维生素 B_2，以及胡萝卜素、钙、
磷、铁的含量也比苹果、梨、葡萄高 3 ~ 4 倍。草莓富含维生素 C 和铁，可
以提高机体免疫能力。草莓中的染色物质和香精油能形成特别的酶，预防癌症。

每天吃 7 颗草莓能满足当天必要的维生素 C 摄取量。维生素 C 可以促进
胶原蛋白的合成，抑制黑色素的生成，防止皮肤出现色斑，预防皮肤衰老，
是美容养颜不可缺少的维生素。

▶苹果，富含锌、提高免疫力

苹果是生活中非常常见的水果，食用价值特别高。苹果富含多种微量元素和维生素等多种人体所需的营养成分，是公认的营养程度比较高的健康水果之一。

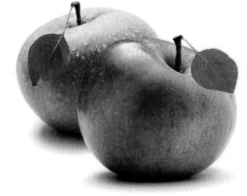

苹果籽被誉为"生命之库"，营养成分是果肉的10倍以上。然而，苹果籽中含有毒性物质氰苷。氰苷遇酸或在生物酶的作用下可水解为剧毒物质氢氰酸（HCN）。每克苹果籽中的氰苷折算为氢氰酸后约有几百微克，几乎不存在致人中毒的可能，但在日常食用苹果时，也应避免食用果核部分。苹果是一种低热量的食物，每100克产生大约217千焦的热量。

苹果中含有果胶等膳食纤维，果胶能抑制糖类吸收，调理肠道。苹果中的钾能消除身体水肿。苹果中的多酚具有抗氧化作用，能防止人体衰老。

苹果中营养成分可溶性大，非常容易被人体吸收，故有"活水"之称。俗话说："一天吃一个苹果，让医生远离我。"苹果中含有丰富的锌元素，锌元素是人体中多种重要酶的合成成分，与提高免疫力，产生抗体有密切关系。锌元素是人体生长发育所需的关键元素，还是构成核酸和蛋白质必不可缺的元素，如果每天能吃一个苹果，对人体免疫能力的提高大有帮助。特别是身体比较虚弱的老年人和小孩子，可以每天在饭后进食一个苹果，补充人体需要的营养元素，从而提高身体的抗病能力。每天吃一个苹果可以大幅降低患阿尔茨海默病的风险。

苹果除生食外，还可做成果干、果酱、果冻等。苹果的烹食方法有很多，常用作点心馅，苹果馅烤饼可能是最早的甜食。炸苹果常与香肠、猪排等菜

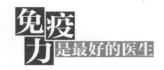

看同食。

▶海鱼，抗炎、抗癌、预防老年病

三文鱼享有"水中珍品"的美誉。三文鱼含有对人体各种生理功能起重要作用的无机盐和微量元素。三文鱼不仅富含优质蛋白质、不饱和脂肪酸，还富含二十碳五烯酸和二十二碳六烯酸等生物活性物质。三文鱼肉质发红，是虾青素积累而成的，虾青素具有抗氧化作用，能抑制细胞氧化，预防身体衰老。

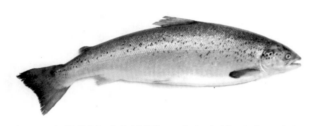

鲭鱼含有丰富的铁质、钙质、蛋白质、磷、钠、钾、烟碱酸及 B 族维生素，以及二十二碳六烯酸（DHA）和二十碳五烯酸（EPA）。EPA 和 DHA 主要具有抑制血小板凝聚、减少血栓形成、降低胆固醇、防止心脑血管疾病的作用，是保护心脏的好选择；还具有抗炎、抗癌、增强自身免疫力、增强神经系统功能、益智健脑、预防阿尔茨海默病和保护视力等作用。

金枪鱼肉质柔嫩，富含蛋白质、维生素 A、维生素 D 和微量元素，尤其是 DHA 和 EPA 等多不饱和脂肪酸，蛋氨酸、牛磺酸、无机盐和维生素等含量丰富。金枪鱼鱼肉高蛋白、低脂肪、低热量，常食用金枪鱼，能起到平衡营养和减肥的作用，金枪鱼属于红肉鱼类，含有丰富的功能性成分如牛磺酸可以抑制交感神经的兴奋，降低血压及血液的胆固醇，防止动脉硬化，促进胰岛素分泌，提高肝脏的排毒作用。

▶牡蛎，提高人体免疫系统调节能力

牡蛎是世界上第一大养殖贝类，是人类可利用的重要海洋生物资源之一。牡蛎最早记载于《神农本草经》，书中将其列为上品。

牡蛎中含有铁和锌等多种无机盐，还含有丰富的维生素，因此牡蛎被称为"海之牛奶"。牡蛎不仅肉鲜味美、营养丰富，而且具有独特的保健功能和药用价值，是一

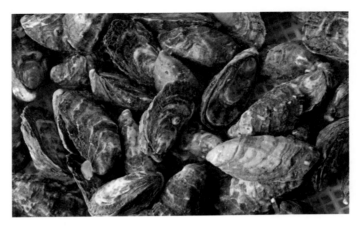

种营养价值很高的海产珍品。牡蛎是我国卫计委批准第一批列为既是药品又可作为食品的保健疗效品。牡蛎肉低脂肪、低胆固醇，富含氨基酸、肝糖原、B 族维生素、锌、硒等多种无机盐、牛磺酸及牡蛎活性肽，牡蛎的锌含量在各种海鲜中是最丰富的。牡蛎的含锌量居人类食物之首，锌有助于提高人体的免疫力。硒是人体必需的微量元素，在各种具有免疫调节功能的营养素（包括维生素 C、维生素 E、锌、镁等）中是目前已知的唯一与病毒感染有直接关系的营养素。除此之外，硒可以增强人体免疫系统调节能力，一定程度上可以阻止病毒突变，降低多种病毒感染性疾病的发生率，因此硒被称为是调节机体免疫力的"能手"。硒主要来源于牡蛎、龙虾、螃蟹和蛤蜊等海鲜类食品。现代药理研究表明，牡蛎具有保肝、增强免疫力、抗肿瘤、延缓衰老及降血糖等作用。

▶南瓜，促进细胞因子生成、提高免疫力

"秋天到，南瓜俏"，南瓜是秋季的应季蔬菜。南瓜中的维生素 A 含量居所有瓜菜之首，有促进上皮组织生长分化、维持视觉功能、促进骨骼健康的作用。南瓜中还含有丰富的胡萝卜素和维生素 C，可美白肌肤，令皮肤白皙细嫩光滑。南瓜中所含的钴元素含量在所有蔬菜中名列前茅。南瓜中富含果胶，可保护胃肠道不受粗糙食物的刺激，促进溃疡愈合。南瓜是瓜类中可饭、

可菜、可药的果实，故南瓜又叫饭瓜、金瓜。南瓜能制造好心情，是因为它们富含维生素和铁，这两种营养素都能帮助身体所储存的血糖转变成葡萄糖，葡萄糖正是脑部唯一的"快乐燃料"。南瓜富含多糖类、类胡萝卜素、果胶、氨基酸、无机盐元素。南瓜多糖是一种

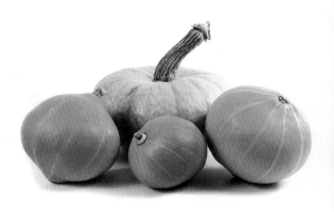

非特异性免疫增强剂，能提高机体免疫功能，促进细胞因子生成，通过活化补体等途径对免疫系统发挥多方面的调节功能。

▶巴旦木，抗氧化、补脑安神

巴旦木仁有非常高的营养价值和药用价值，是不可多得的滋补佳品，素有"干果之王""圣果"之称。巴旦木仁含有丰富的脂肪、蛋白质、维生素和氨基酸等成分，还含有钙、铜、锰、磷、铁、镁、钾、钠等无机盐元素。维生素E是一种脂溶性维生素，其水解产物为生育酚，是主要的抗氧化剂之

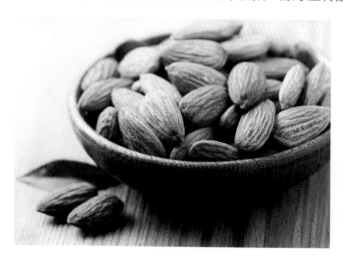

一，能够有效地清除体内的有害自由基，从而可以强化身体的抗氧化防御功能，起到增强抵抗力、提高身体免疫力的作用。此外，巴旦木还具有滋阴补肾、补脑安神、益肾生精、润肠通便、降血脂、提高免疫力等功效。

▶紫葡萄，补气养血、通利小便

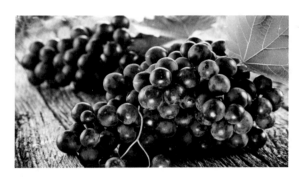

紫葡萄也叫作秋葡萄，属于一种味道非常鲜美的水果。葡萄不仅美味可口，而且营养价值很高，适量地吃一些紫葡萄可以有效地促进食欲。从中医角度来讲，紫葡萄还具有一定的滋阴补肾、生津止渴、强筋健骨、补气养血、通利小便的作用。对于一些阴虚导致的五心烦热、失眠多梦和风湿、类风湿因素导致的关节酸痛，有一定的辅助治疗作用。而且紫葡萄中含有大量的钙离子、钾离子、花青素，还有 B 族维生素、维生素 C 等营养成分，可以增强身体的免疫力。葡萄中的果糖和葡萄糖能快速被人体吸收，转化成能量，具有缓解疲劳的作用。葡萄颜色越深，含黄酮类物质越多，若将葡萄皮和葡萄籽一起食用，对心脏的保护作用更佳。葡萄籽提取物是迄今发现的植物来源比较高效的抗氧化剂之一，体内和体外试验表明，葡萄籽提取物的抗氧化效果，是维生素 C 和维生素 E 的 30～50 倍。超强的抗氧化效率具有清除自由基、提高人体免疫力的强力效果。紫葡萄中的白藜芦醇和蓝莓中的紫檀芪与维生素 D 结合，有助于提高人体抗病能力。

▶蓝莓，富含酚类、提高免疫力

蓝莓果味鲜美、营养丰富，被誉为"浆果之王"，是世界粮食及农业组织推荐的五大健康水果之一。蓝莓中含有 19 种氨基酸，其中包含人体所必需的 8 种氨基酸，而且比例适当。蓝莓中含有多种维生素以及微量元素，并且含有丰富的酚酸、黄烷醇、果胶、类黄酮等化合物。蓝莓果实中丰富的钾有利于调节人体内的液体平衡和对蛋白质的利用，维持精神与肌肉的应激性和功能，可促进造血，参与解毒，促进创伤愈合，增强机体抵抗力。蓝莓中的色素类物质主要是花青素，是最重要的生物活性成分。蓝莓中的花青素能激活免疫系统，使血清免疫球蛋白免受自由基的侵害，激活巨噬细胞，提高人体免疫力。花青素有助于促进视网膜上视紫红质的合成，能缓解眼睛疲劳及恢复视力。

曾有研究人员对 446 种食物进行研究，发现两种化合物对人类的免疫系统具有明显促进作用，一种是葡萄中的白藜芦醇，一种是蓝莓中的紫檀芪。这两种化合物能够和维生素 D 协同作用，提高免疫力。

蓝莓果实不仅颜色极具吸引力，而且口味独特，既可鲜食，又可加工成多种老少皆宜的食品。

▶花粉，延缓衰老、抗疲劳

常见花粉有松花粉、油菜花粉、桂花粉、玫瑰花粉、菊花粉等。花粉富含多种氨基酸、蛋白质、维生素、生物活性物质以及硒、磷脂、核酸等成分。花粉还能够作为保健品吃，营养价值很高。花粉具有保护心血管、调节神经系统平衡、促进内分泌腺体发育、消除疲劳、降血糖等功效。

花粉中的蛋白质属于植物蛋白，被人体吸收后分解产生的氨基酸，从而促进人体内部蛋白质的合成，提高免疫力和抵抗力。花粉能阻止免疫抑制剂对免疫器官的损害；加速抗体的产生和延缓抗体的消失；促进 T 淋巴细胞和巨噬细胞的增加，并能提高巨噬细胞的吞噬能力，从而全面提高机体的免疫功能。由于花粉中所含营养成分有助于提高 SOD 的活性，并降低过氧化脂质（LPO）和脂褐质的含量，因而具有增强体质和抗衰老的作用。

松花粉作为一种历史悠久食药同源的传统食品,具有花源单一、品质纯净、无污染、无残留、口感清香等特点。松花粉以营养全面著称,营养成分和生物活性成分丰富,含多种蛋白质、氨基酸、酶、维生素、无机盐、核酸、黄酮类化合物、糖类、胆碱、植物甾醇等二百余种物质,且搭配合理,营养均衡、全面,易于人体吸收。松花粉多糖作为免疫佐剂或者免疫增强剂,也能够显著增加机体免疫力。松花粉具有延缓衰老、抗肿瘤、调节代谢、改善肠胃功能、抗炎镇痛、抗疲劳等功效。

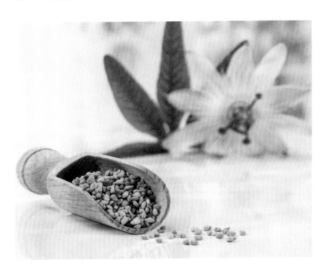

▶芦荟,含多种活性化合物、消炎抗菌

芦荟是芦荟属中少数可食用的物种之一。部分毒性较小的芦荟被广泛应用于食品、美容、保健、医药等领域,如库拉索芦荟。芦荟具有一定毒性并非人人宜食,不同体质的人食用芦荟会产生不同的效果。孕妇、婴幼儿不宜

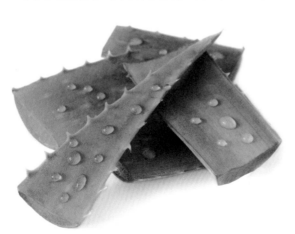

食用,普通人每日食用库拉索芦荟凝胶不宜超过30克。体质虚弱者和少年儿童过量食用,易出现过敏反应,如皮肤红肿、皮肤粗糙等现象,轻者出现恶心、呕吐、腹泻等症状,重者可引起急性肾炎。

芦荟富含75种元素,与人

体细胞所需物质几乎完全吻合，有着明显的保健价值，被人们荣称为"神奇植物"。芦荟是一种肉质多汁植物，含水量极高，约占 99% ~ 99.5%，其余主要含蒽醌类、多糖类、酚类、酶类、维生素等不同种类的潜在活性化合物，其中常用的药用成分包括芦荟苷、芦荟苦素、芦荟大黄素、大黄酚、芦荟多糖等。

中医认为芦荟有泻火、解毒、化瘀、杀虫的功效。可用于目赤、便秘、白浊、尿血、疳积、烧烫伤、痔疮、疥疮、痈疖肿毒、跌打损伤等疾病。芦荟主要功效有抗衰老、清热解毒、缓泻、消炎抗菌、促进伤口愈合、增强免疫功能、护胃保肝和护肤美容。

▶奶酪，含丰富蛋白质

奶酪又名干酪，是一种发酵的牛奶制品，其性质与常见的酸牛奶有相似之处，都是通过发酵来制作的，也都含有乳酸菌。奶酪是牛奶经浓缩、发酵而成的奶制品，它基本上排除了牛奶中大量的水分，保留了其中营养价值极高的精华部分，被誉为乳品中的"黄金"。

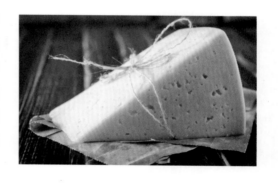

奶酪含有丰富的蛋白质、钙、脂肪、磷和维生素等营养物质。奶酪中不仅富含维生素 A 和 B 族维生素，而且蛋白质也在奶酪发酵和成熟的过程中转化为更容易被人体消化和吸收的形态，适合于所有人群食用。对于孕妇、中老年人及生长发育旺盛的青少年来说，奶酪是最好的补钙食品之一。奶酪中的乳酸菌及其代谢产物对人体有一定的保健作用，有利于维持人体肠道内正常菌群的稳定和平衡，防治便秘和腹泻。奶酪能增进人体抵抗疾病的能力，促进代谢，增强活力，保护眼睛健康并保护肌肤健美。

▶薏米，利水消肿、抗炎镇痛

薏米又称薏苡仁、六谷米，古人将薏米视为"自然珍品"。薏米被誉为"世界禾本科植物之王"，是世界公认的营养成分齐全的健康谷物。

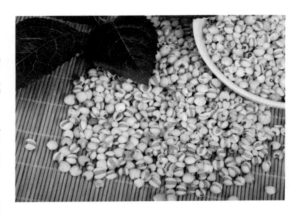

薏米是我国传统的药食两用的保健食品。薏米中含有蛋白质、脂肪、糖类、粗纤维、钙、磷、铁、维生素 B_1、维生素 B_2、烟酸、亮氨酸、精氨酸、赖氨酸、酪氨酸等营养成分。薏米中所含的蛋白质、维生素及无机盐远高于粳米，薏米还含有薏苡仁酯、薏苡仁多糖等营养成分，具有降血糖、抗肿瘤、清除自由基等功效。薏苡仁多糖可显著提高巨噬细胞的吞噬能力，薏苡仁酯和薏苡仁多糖能显著促进健康人末梢血单核细胞产生抗体，促进淋巴细胞转化，增强体液免疫和细胞免疫。经常食用薏米有助于增强人体免疫力。薏米中所含的薏苡仁酯和硒有一定的抗癌作用。薏米具有利水消肿、健脾祛湿、清热排脓、抗炎镇痛等功效。

▶橄榄油，调节免疫活性细胞、提高免疫力

橄榄油被誉为"液体黄金""植物皇后"，具有很高的经济价值，以富含不饱和脂肪酸著称，也是唯一可以不经高温和化学处理而直接榨取的植物油。橄榄油中含有 65.8% ~ 84.9% 的单不饱和脂肪酸，既易被人体吸收，又不易氧化沉积于人体内，它比多双键不饱和脂肪酸更为安全，因此被称为安全脂肪酸，是迄今所发现的油脂中最适合人体营养的油。橄榄油中还含有维生素 A、维生素 B、维生素 D、维生素 E 等。橄榄油中油酸、亚油酸、亚麻

油酸含量的比例适合人体需要，其比例同人乳极为相似。橄榄油中所含多种无机盐、植物甾醇、角鲨烯、黄酮类物质和多酚化合物、维生素 E 及多种脂溶性维生素等生物活性物质，是人体所必需的营养物质，能有效调节免疫活性细胞，增强人体的免疫力，清除体内自由基，促进新陈代谢，这对于提高人体的抗病能力、延缓衰老都有极重要的作用。橄榄油可以防止发生高脂血症、脂肪肝，保护心脏，有助于降低高血压、冠心病、脑中风等疾病的发病风险。

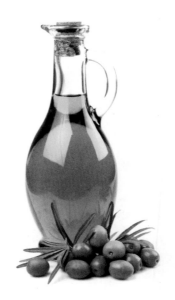

▶螺旋藻，富含多糖、增强细胞免疫功能

螺旋藻是一种有着 35 亿年生命史的稀有藻类生物。螺旋藻以其全面均衡的营养和极高的防病保健价值受到全世界众多科学家和国际组织的关注和高度评价，被营养学家和医药学家称为"地球上的营养冠军"，也被视为"微型营养库"。螺旋藻具有降血脂、抗氧化、抗感染、抗癌变、抗辐射、抗衰老、增强机体免疫力的功效，已在全世界范围内被广泛应用于保健品中。

螺旋藻富含高质量的蛋白质、γ-亚麻酸、类胡萝卜素、维生素，以及多种微量元素。螺旋藻具有高蛋白、低脂肪、低糖的特点，其蛋白质含量可达 60% ~ 70%，并且其所含人体必需氨基酸的种类齐全、组成合理。螺旋藻里富含维生素、锌、硒、铜、铁、β-胡萝卜素等营养物质可为免疫系统供能。螺旋藻中富含多糖，螺旋藻多糖能提高腹腔巨噬细胞的吞噬指数，能促进巨噬细胞的吞噬活性。螺旋藻多糖还能提高 T 淋巴细胞的数量和血清溶血素的含量。螺旋藻多糖不仅能提高机体非特异性的细胞免疫功能，而且能促进机体特异的体液免疫功能，从而提高人体免疫力。

▶林蛙油，高蛋白、低胆固醇、抗肿瘤

林蛙油又称哈士蟆油、田鸡油，是传统的名贵中药材，被称为软黄金。林蛙油的主要成分包括蛋白质、脂肪、微量元素和维生素等。林蛙油含有大量的蛋白质，是高蛋白、低胆固醇的食品，被广泛应用于保健和膳食，用以

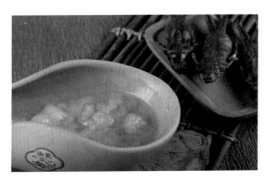

烹制多种菜肴，是宴席上的美味佳肴。林蛙油不仅具有较高的食用价值，也同样具有很高的药用价值。林蛙油自古以来被认为是滋补强壮剂，可补虚、强精、壮阳、养肺、滋肾、益肝，可治疗肾亏劳损、心慌失眠、溢汗不止、身体虚弱等病症。近年研究发现林蛙油能明显提高巨噬细胞的吞噬率和吞噬指数，清除自由基，增强机体非特异性免疫功能和体液免疫功能，明显降低年感冒次数及减少其他疾病的发病率，使人远离亚健康状态，具有增强免疫力、抗肿瘤、抗衰老、缓解疲劳等多种保健作用。林蛙油能提高身体免疫力，男女老少皆宜。女性食用，可美容养颜，滋阴养肝，调补内分泌，延缓衰老；男性食用，可抗疲劳，补肾益精。

〔雪蛤羹〕

材料：林蛙油 25 克，冰糖 300 克。

做法：将林蛙油放进盛器中，倒入沸水浸没，加盖闷透后，放在水中去除黑丝和杂质，洗净，炒锅置大火上，

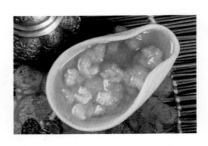

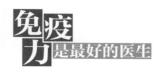

放入冰糖，加入清水烧沸，然后，撇去浮沫，用细筛过滤；将林蛙油、冰糖水同放在炖盅中，加盖密封，上蒸笼用大火蒸 1 小时左右至绵糯，取出原盅即可食用。

▶枸杞子，调节免疫功能、保肝、抗衰老

枸杞子具有多种保健功效，是卫计委批准的药食两用食物。枸杞子药食同源的历史悠久，是驰名中外的名贵中药材，早在《神农本草经》中就被列为上品，有延衰抗老的功效。

枸杞子的营养成分丰富，是当今营养全面的天然原料。枸杞子中含有大量的蛋白质、氨基酸、维生素和铁、锌、磷、钙等人体必需的营养成分，并含有甜菜碱、玉蜀黍黄素、酸浆果红素等特殊营养成分，有促进和调节免疫功能、保肝和抗衰老三大药理作用，具有不可代替的药用价值和非常好的保健功效。枸杞多糖是枸杞子中最重要、最关键的成分，能促进腹腔巨噬细胞的吞噬能力，有增强非特异性免疫作用，对人体具有改善新陈代谢、调节内分泌、促进蛋白合成、加速肝脏解毒和受损肝细胞的修复，抑制生成胆固醇和三酰甘油的功能，并且对肝脏的脂质过氧化损伤有明显的保护和修复作用。

枸杞子适合所有人食用，更适合用眼过度者及老人。枸杞子泡水对食用人群没有限制，只是针对某些身体不适症状时需暂停食用。枸杞对人体健康有着重要的意义，是人们所喜爱的果实。宁夏枸杞的品质领先于全国其他地区的枸杞子，宁夏被誉为枸杞之乡。

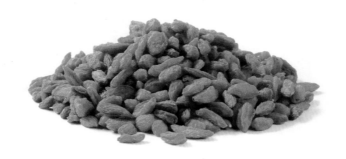

▶ 灵芝孢子粉，抑制肿瘤、护肝、防辐射

灵芝孢子粉含有灵芝的全部成分，且具有灵芝的全部保健作用，其药用价值受到越来越多人的重视。灵芝多糖、灵芝三萜、灵芝生物碱、锗元素等是灵芝孢子粉的主要活性成分。灵芝多糖能激活巨噬细胞的吞噬功能，直接或间接激活巨噬细胞、自然杀伤细胞等免疫细胞，抑制嗜中性粒细胞自发性凋亡，使细胞因子有序生长，对糖皮质激素有拮抗作用，说明灵芝孢子粉能增强非特异性免疫功能，提高体液

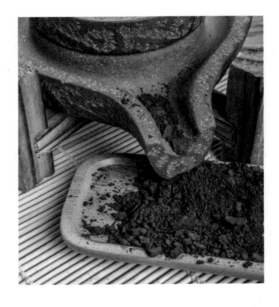

免疫水平和细胞免疫水平。锗能加速身体的新陈代谢，延缓细胞的衰老，能通过诱导人体产生干扰素而发挥其抗癌的作用，灵芝孢子粉具有增强机体免疫力，抑制肿瘤、护肝、辐射防护作用。

如何选择提高免疫力的产品

市场上各种各样的产品被冠以可提高免疫力的功效，如何正确地选择合适的产品值得我们探讨。

营养素在体内不能单独起作用，他们之间是互相串联、互补互助的，比如人体中的钙必须同时有镁和维生素 D，才能被代谢利用，而维生素 D 是脂溶性的，一定要有脂肪酸的参与。钙和镁必须和氨基酸螯合，因此氨基酸更少不了，人体 46 种必需营养素结成一片细致缜密的网络，构成了人体生命再

生的蓝图。因此，选择单一或少数几个营养素配方作为营养素的补充显然是不科学的，必须同时补充均衡营养素，才能加强人体的自我修复能力，保持机体的平衡状态。

合理搭配，让免疫力倍增

我们吃东西的时候，不可能这一顿只吃白菜，下一顿只吃豆腐，往往是把很多食物搭配在一起组成一顿饭。不过，食物与食物之间不是随便搭配的，错误的搭配不仅会让食物失去营养，甚至还会让身体受到危害。而正确的搭配可以让我们获得更多的营养，从而提高免疫力。

那么，该如何搭配才能提高免疫力呢？

强调饮食均衡是最主要的。每天 1 个鸡蛋、50 克豆类、100 克瘦肉、150 克水果、250 毫升牛奶（或豆浆）、300 克主食、750 克蔬菜，这是以平衡膳食为基础的基本参考数值，大家可以根据自己的饮食习惯进行调整，至少要保证每天摄入足够的营养。除了不挑食、不偏食之外，大家还要尽可能地让食物的种类多样化，以保证营养摄取的均衡。

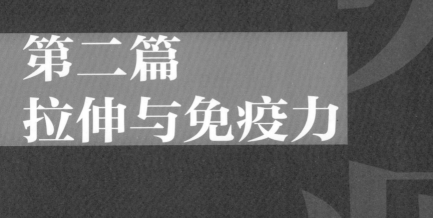

第二篇
拉伸与免疫力

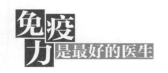
运|动|能|激|活|我|们|的|免|疫|系|统

研究发现，血液中的免疫细胞在运动时急剧增加，特别是那些负责处理感染和对抗癌细胞的 NK 细胞（又称为自然杀伤细胞，其来源于骨髓，属于淋巴细胞的一种，可以对人体中已经衰老的细胞进行识别，起到消灭吞噬的作用），其数量在短时间内增加十倍。

在锻炼结束后，血液中的这些免疫细胞将再次大量减少，尽管它们并没有死亡，而是迁移到身体最易发生感染的地方。举例来说，一部分细胞会移向肺部，这是因为人们在运动时呼吸的深度和速度增加了，吸入感染源的可能性也增加了。

也就是说，在运动时，甚至运动后数小时，免疫细胞会一直处在激活的状态，他们比往常更积极地寻找体内可能受感染的部位。另外，在注射流感等疫苗之前，几分钟的锻炼可以提高疫苗的效果。另外，大量的动物实验也

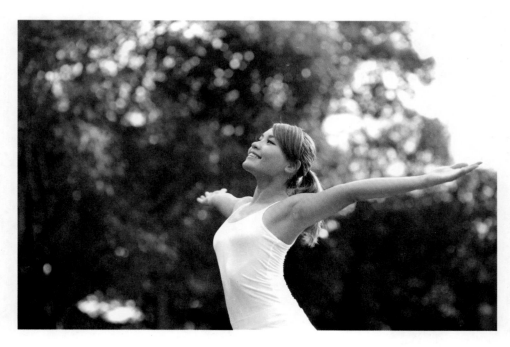

显示，锻炼有助于免疫系统发现和杀死癌细胞。

正确运动，提高自己的免疫力，有 5 点需注意。

1. 热身与拉伸

热身，是健身训练中非常重要的环节，时间至少要占总训练时间的 20%。例如，在正式跑步之前，你需要小跑或原地热身 5 ~ 10 分钟，然后简单地拉伸你的股四头肌、腘绳肌、小腿肌和腰肌。在充分预热后，活动髋关节、膝、踝关节、肩、腰，做几组深蹲，最后开始训练。

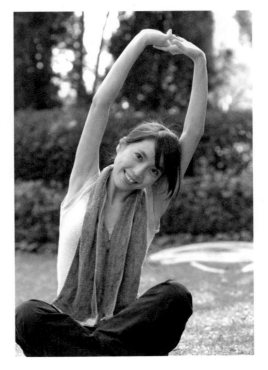

2. 训练方式要全面

不少人常年只做力量训练，一点有氧运动都不做，这种训练方式容易造成心肺功能不强，耐力差；相反，有些人常年跑步，不做任何力量训练，这种训练会导致肌肉萎缩，并且易因肌肉力量薄弱而发生运动损伤。

3. 训练部位要全面

训练部位的全面性指的是全身的肌群要均匀发展。举例来说，如果一个人常年只练习胸、背、腿这些大肌肉群，腹部练习得很少，最终可能出现骨盆前倾。背部肌肉变得强壮，腹部肌肉太弱，背部肌肉会把你的脊柱拉得向后倾斜。

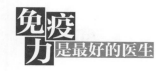

4. 劳逸结合、贵在坚持

许多人刚开始锻炼的时候，是充满激情的，运动强度超过了自己的负荷，几天之内就受伤了。锻炼是一个长期的过程，要循序渐进，忍耐寂寞，这样让心肺和身体慢慢适应。

5. 不可过度锻炼

锻炼过度使人疲惫反而会导致免疫力下降，锻炼要注意劳逸结合，有规律、定量锻炼，不要贪图锻炼效果盲目提高运动量，这样对身体反而不好。科学锻炼很重要，如果不懂可以请教专业人士。

当然，除了运动之外，确保合理饮食、营养均衡，确保足够的睡眠，及时接种疫苗，也是提升免疫力必不可少的部分。

经常锻炼可以提高免疫系统的应激能力，因为锻炼可以提高身体各个部位的机能，而且锻炼引起的肌肉撕裂，会让免疫系统处于灵敏的状态，免疫系统反应更快。

颈 | 部 | 拉 | 伸 | 锻 | 炼

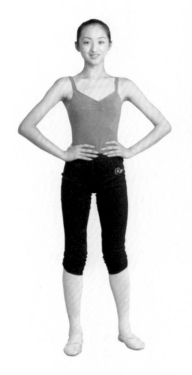

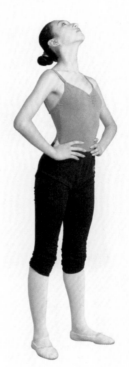

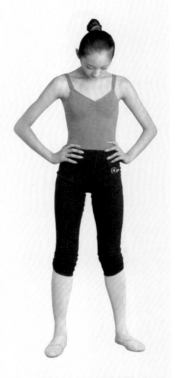

1 自然站立，双目平视，双脚分开，与两肩同宽，双手叉腰。

2 抬头后仰，同时吸气，双眼往上看，停留片刻。

3 缓慢向前胸部位低头，同时呼气，双眼看地。做此动作时，要闭口，使下颌尽量紧贴前胸，停留片刻后再反复做5次。

动作要领：
舒展、轻松、缓慢，以不感到难受为宜。

第二节

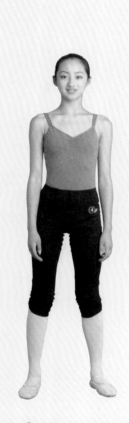
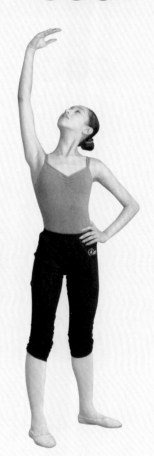
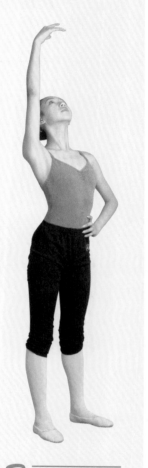

1 自然站立，双目平视，双脚分开，与肩同宽，双手自然下垂。

2 举右臂到头上，掌心向下，抬头目视手心，身体慢慢转向右侧，停留片刻。

3 身体再转向左侧，回转时慢慢呼气，转动颈、腰部时，要尽量转到不能转为止，停留片刻，恢复初始姿势。

动作要领：
舒展、轻松、缓慢，以不感到难受为宜。

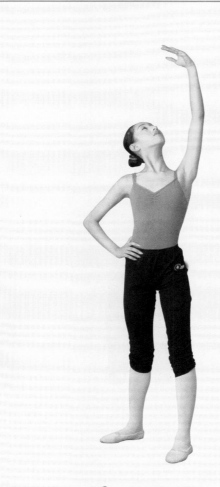

4 再换左臂做同样
动作。

动作要领:
换手臂时，放下的手要沿耳根慢慢向下压。

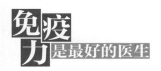
第三节

1 自然站立，双目平视，双脚分开，与肩同宽，双手叉腰。

2 头部缓慢转向左侧，同时吸气，让右侧颈部伸直后。停留片刻，恢复原状。

3 缓慢转向右侧，同时呼气，让左侧颈部伸直后。停留片刻，恢复原状。反复交替做5次。

动作要领：
整套动作要轻松、舒展，以不感到头晕为宜。

78

第四节

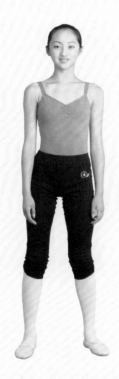 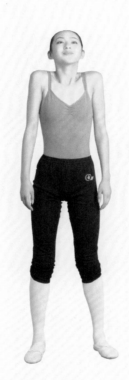 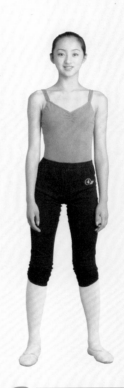

1 自然站立，双目平视，双脚分开，与肩同宽，双手自然下垂。

2 双肩慢慢抬起，颈部尽量往下缩，停留片刻。双肩慢慢地放下，头颈自然伸出，恢复原状。

3 再将双肩用力往下沉，头颈部向上拔伸，停留片刻。双肩放松，并自然呼气，恢复初始姿势。反复做5次。

动作要领：
注意在缩伸颈部的同时要慢慢吸气，停留时要憋气，松肩时要尽量使肩部、颈部放松。

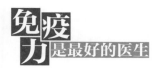

第五节

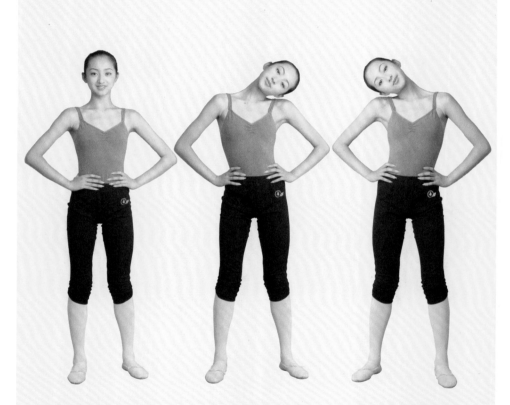

1 自然站立，双目平视，双脚分开，与肩同宽，双手叉腰。

2 头部缓缓向左肩倾斜，使左耳贴向左肩。停留片刻，恢复原状。

3 然后头再向右肩倾斜，右耳贴向右肩。停留片刻，恢复原状。

动作要领：
这样左右摆动反复做5次，在头部摆动时需吸气，回到中位时慢慢呼气，做操时双肩、颈部要尽量放松，动作以慢而稳为佳。

第六节

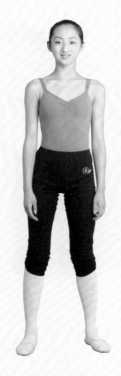

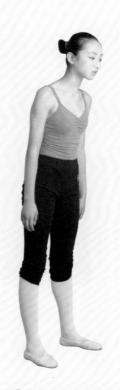

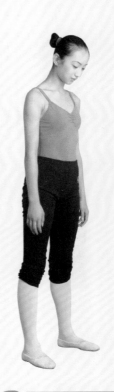

1 自然站立，双目平视，双腿分开，与肩同宽，双手自然下垂。

2 下颌往前下方波浪式伸展，在做该动作时，双肩抬起。停留片刻，抬头还原。

3 再反过来做，下颌波浪式回收动作。下颌尽量贴近前胸，停留片刻。

动作要领：
在做动作时，下颌伸展时要慢慢吸气，下颌回收时慢慢呼气，双肩放松。反复做5次，停留片刻。

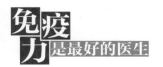

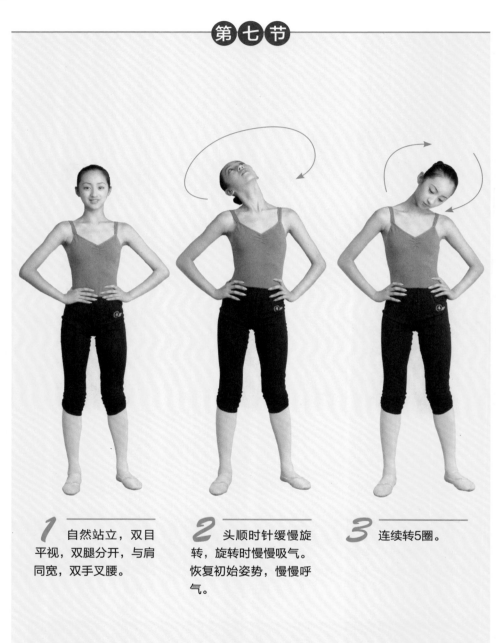

1 自然站立，双目平视，双腿分开，与肩同宽，双手叉腰。

2 头顺时针缓慢旋转，旋转时慢慢吸气。恢复初始姿势，慢慢呼气。

3 连续转5圈。

第八节

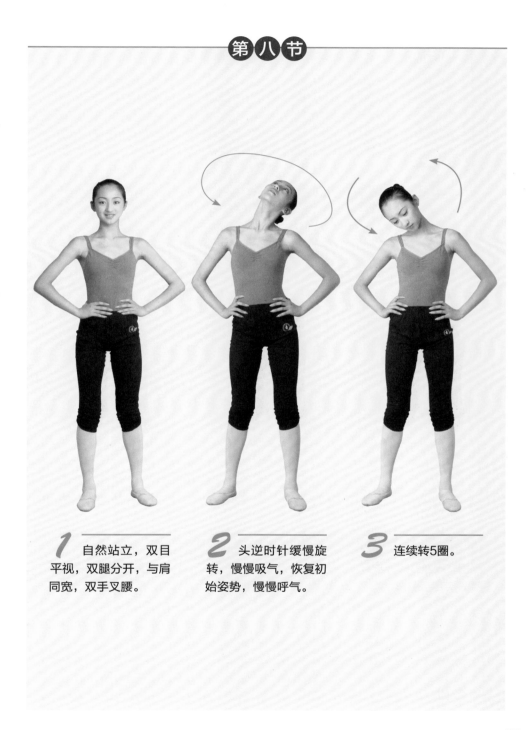

1 自然站立，双目平视，双腿分开，与肩同宽，双手叉腰。

2 头逆时针缓慢旋转，慢慢吸气，恢复初始姿势，慢慢呼气。

3 连续转5圈。

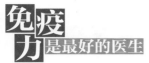
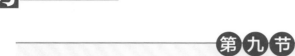

第九节

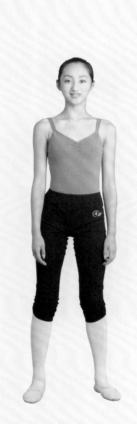

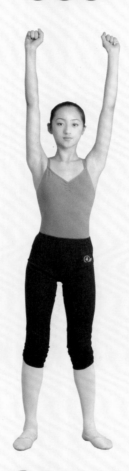

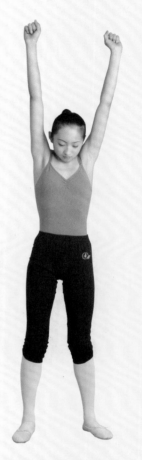

1 自然站立，双目平视，双腿分开，与肩同宽，双手置于体侧。

2 双手缓慢向上举起。

3 同时低头，下颌尽量靠近胸前，慢慢吸气。反复做5次。

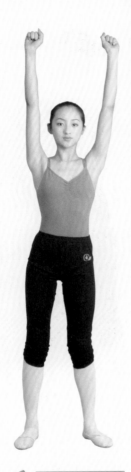

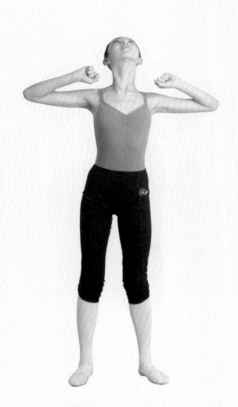

1 自然站立，双目平视，双腿分开，与肩同宽，双手握拳举过头顶，两臂伸直。

2 双手缓慢向下落于肩侧，同时头部尽量向后仰，慢慢吸气。恢复初始姿势，慢慢呼气。反复做5次。

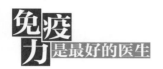
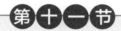
第十一节

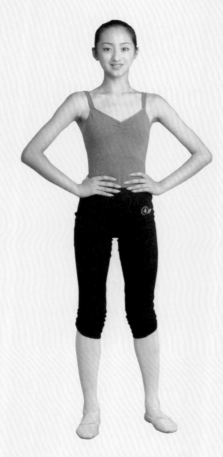

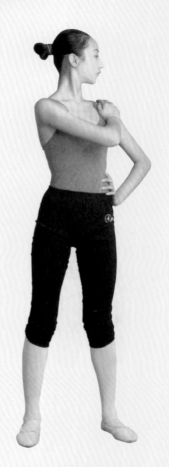

1 自然站立，双腿
分开，与肩同宽，双手
叉腰。

2 头缓慢向左转，
慢慢吸气。转到90度
时用右手拍左肩。恢复
初始姿势，慢慢呼气。
连续做5次。

第十二节

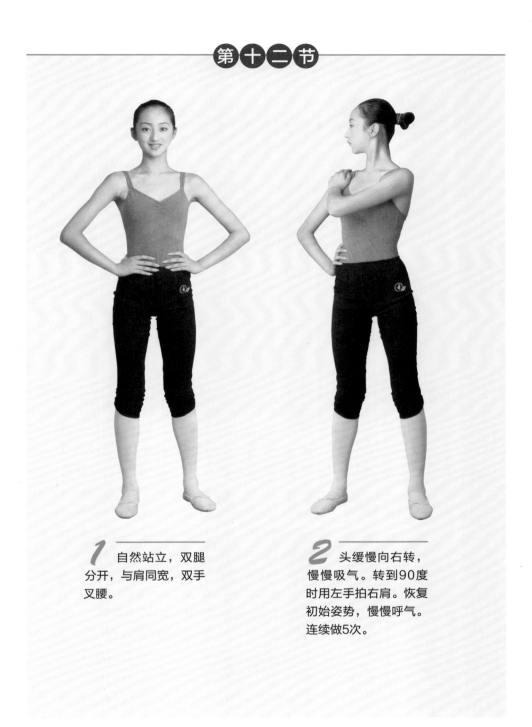

1 自然站立，双腿
分开，与肩同宽，双手
叉腰。

2 头缓慢向右转，
慢慢吸气。转到90度
时用左手拍右肩。恢复
初始姿势，慢慢呼气。
连续做5次。

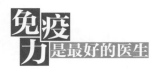

第十三节

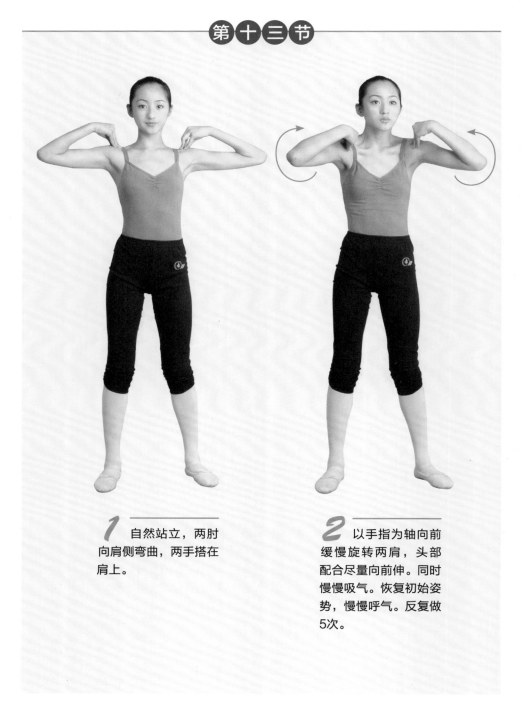

1 自然站立，两肘向肩侧弯曲，两手搭在肩上。

2 以手指为轴向前缓慢旋转两肩，头部配合尽量向前伸。同时慢慢吸气。恢复初始姿势，慢慢呼气。反复做5次。

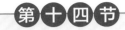

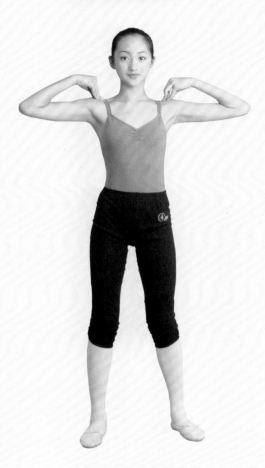

1 自然站立，两肘向肩侧弯曲，两手搭在肩上。

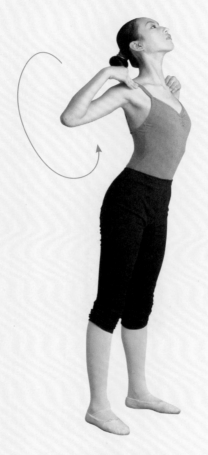

2 以手指为轴向后
缓慢旋转两肩，头部
配合尽量向后仰，同时
慢慢吸气。恢复初始姿
势，慢慢呼气。反复做
5次。

肩|部|拉|伸|锻|炼

第一节

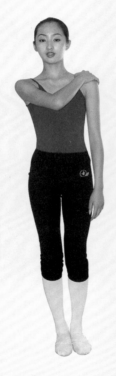

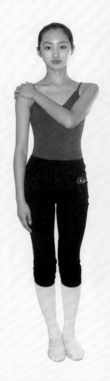

1 直立，全身放松，以右手置于左肩部，轻揉20～30次。

2 将左手置于右肩，轻揉20～30次。

动作要领：
揉肩可以使肩部气血疏通，起到行气血、通经络的作用。按揉后，肩部感觉微微发热，效果更好。

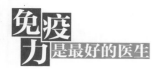
第二节

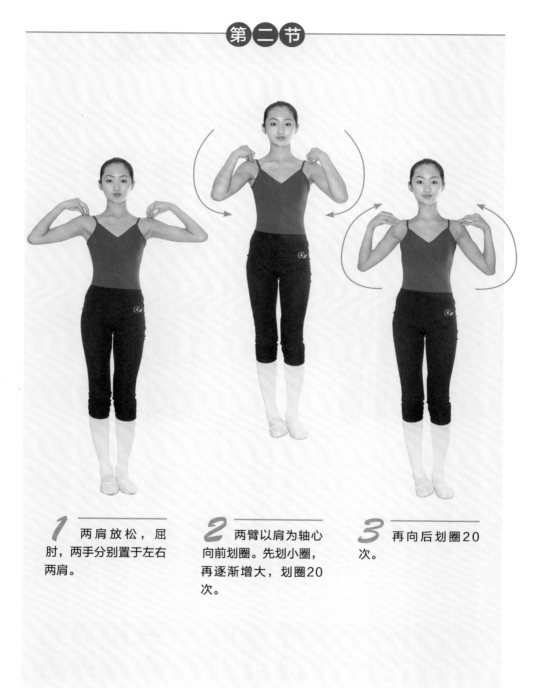

1 两肩放松，屈肘，两手分别置于左右两肩。

2 两臂以肩为轴心向前划圈。先划小圈，再逐渐增大，划圈20次。

3 再向后划圈20次。

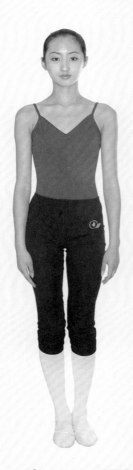

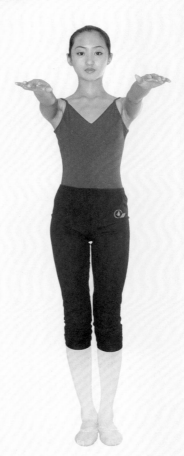

1 直立，双臂自然
下垂，调匀呼吸。

2 当吸气时，两臂
逐渐向前平伸、上举。

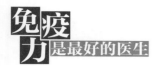
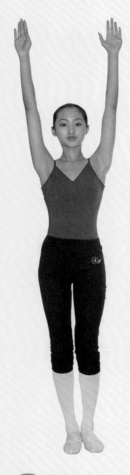

3 手要尽量举高，到可能达到的最高处。

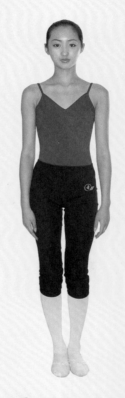

4 接着呼气，同时两臂放下。反复做20次。

第四节

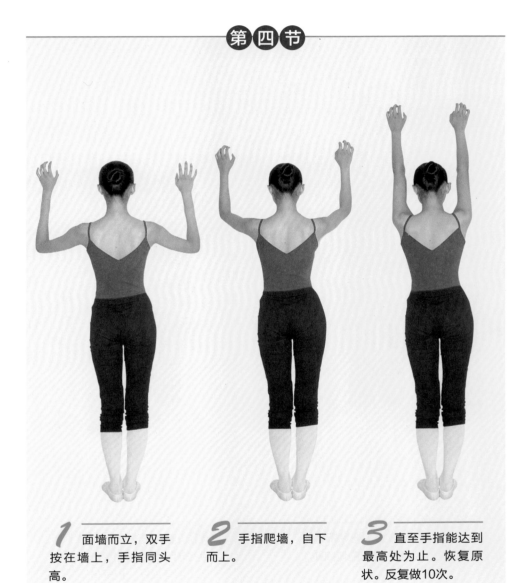

1 面墙而立，双手按在墙上，手指同头高。

2 手指爬墙，自下而上。

3 直至手指能达到最高处为止。恢复原状。反复做10次。

注意：
病重患者，往往手爬到高处时，肩部疼痛，但只要还能向上爬，就应该尽力向上，这样才能逐渐收到效果。

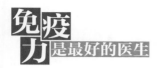

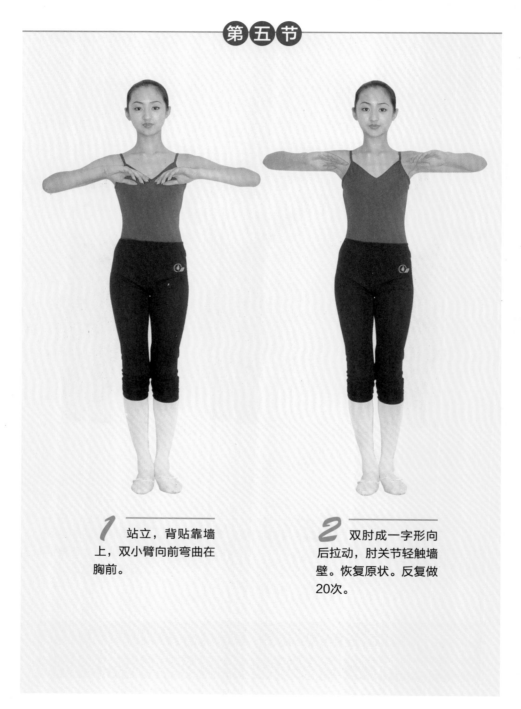

免疫力是最好的医生

第五节

1 站立，背贴靠墙上，双小臂向前弯曲在胸前。

2 双肘成一字形向后拉动，肘关节轻触墙壁。恢复原状。反复做20次。

96

第六节

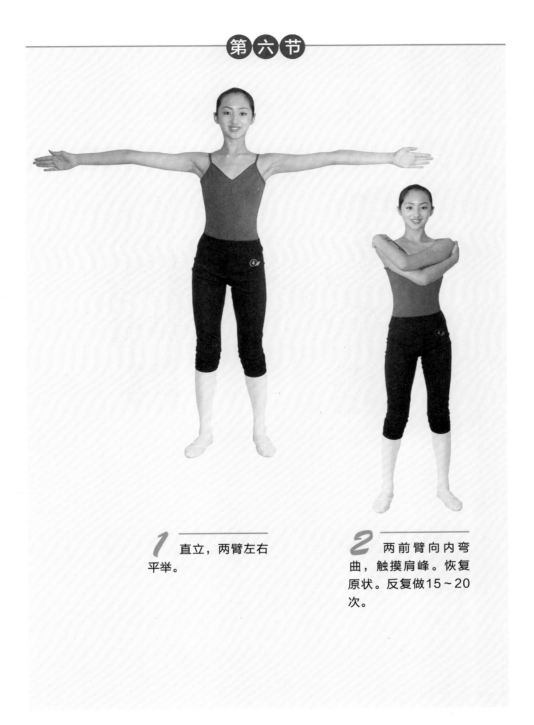

1 直立，两臂左右
平举。

2 两前臂向内弯
曲，触摸肩峰。恢复
原状。反复做15～20
次。

97

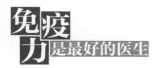

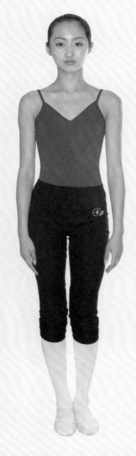

1 直立，双手垂于体侧。

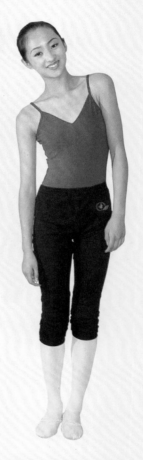

2 左肩向上耸起，停留片刻。恢复原状。

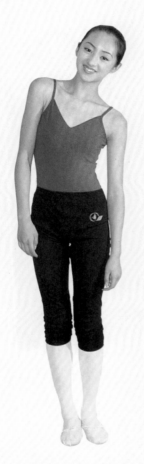

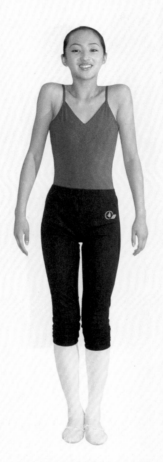

3 右肩向上耸起，
停留片刻。恢复原状。
反复交叉做20次。

4 接着两肩向上耸
起，停留片刻。恢复原
状。反复做20次。

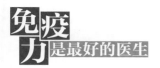

第八节

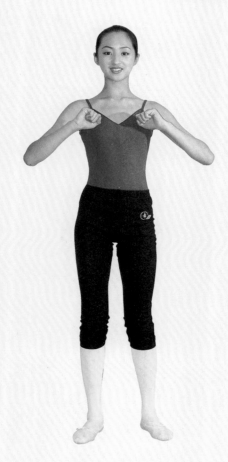

1 两脚开立，两小臂置于胸前，两手握拳相对。

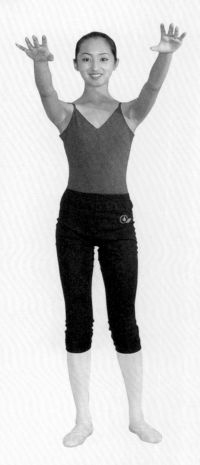

2 两手微向前伸，张开五指做抓挠状，两肘同时向外划小圆圈。恢复原状。反复做20次。

第九节

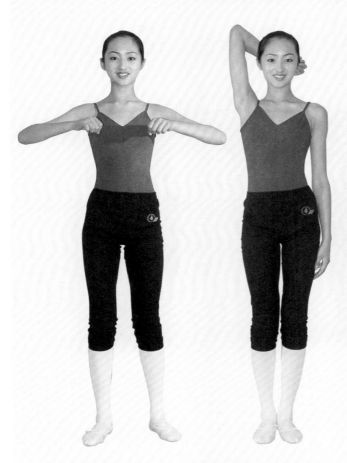
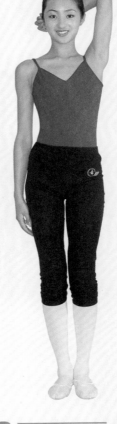

1 两脚打开直立，两小臂置于胸前。

2 右手伸到颈后摸左耳，停留片刻。恢复原状。

3 左手伸到颈后摸右耳，停留片刻。恢复原状。反复交替做15~20次。

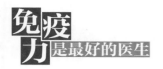

第 十 节

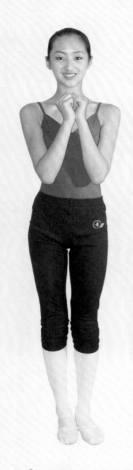

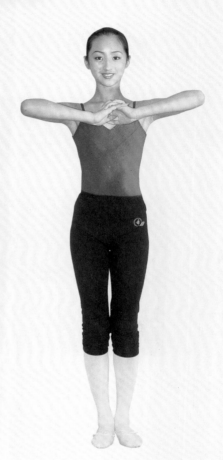

1 直立，双手在胸前握拳，拳心相对。

2 双肘向上抬起成水平状，双手十指相扣，停留片刻。恢复原状。反复做20次。

第十一节

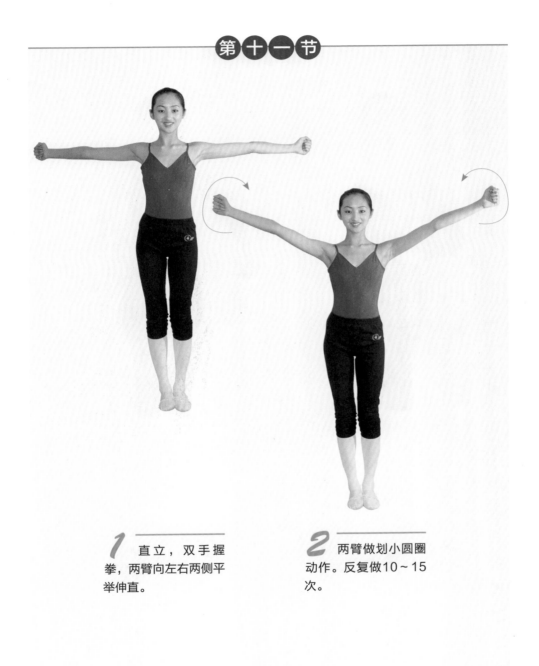

1 直立，双手握拳，两臂向左右两侧平举伸直。

2 两臂做划小圆圈动作。反复做10～15次。

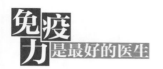

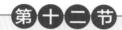

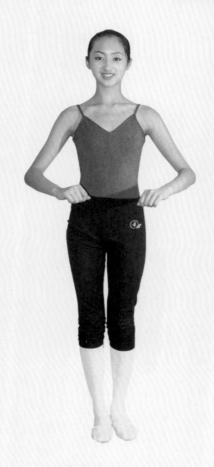

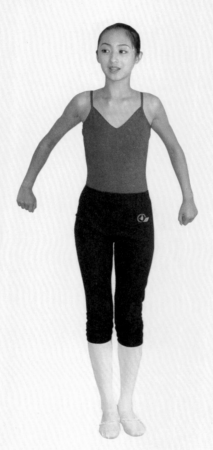

1 直立，双手握拳，两小臂在腰两侧向前微屈。

2 向后轻轻甩臂，带动肩膀。恢复原状。反复做20次。

站|位|腰|部|拉|伸|锻|炼

第一节

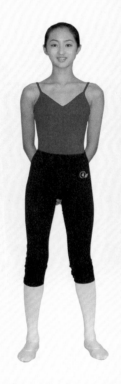

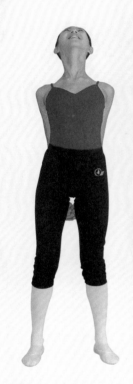

1 两脚开立，与肩同宽，两臂后伸，双手在体后交叉握住。

2 双手向下压，仰头向前挺腰，头肩向后仰，停留片刻。恢复原状。反复做8～12次。

动作要领：
要注意头肩后仰的力度，不要后仰过度而使腰部过于吃力，或由于失去平衡而摔倒。

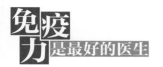

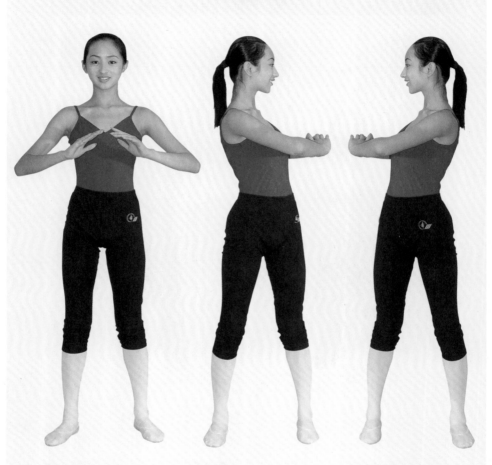

1 两脚开立同肩宽，大小臂屈曲于胸前，小臂朝上，肘部下沉，掌心相对。

2 以腰为轴，先向左转体，停留片刻。恢复原状。

3 向右转体，停留片刻。恢复原状。反复做8～12次，可逐渐加大力度。

第三节

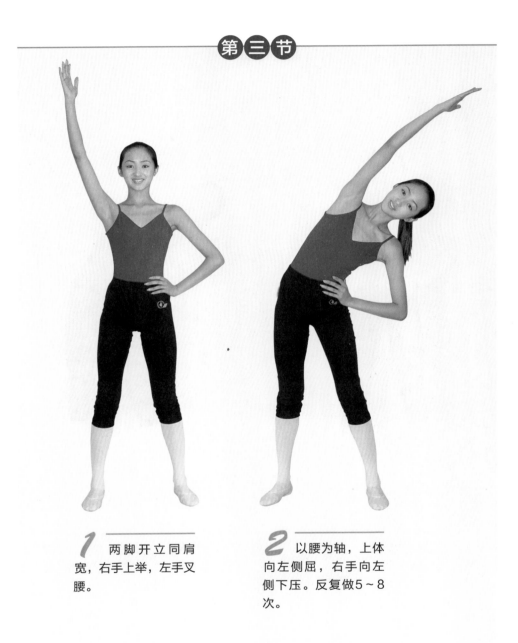

1 两脚开立同肩宽，右手上举，左手叉腰。

2 以腰为轴，上体向左侧屈，右手向左侧下压。反复做5～8次。

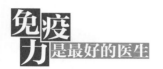
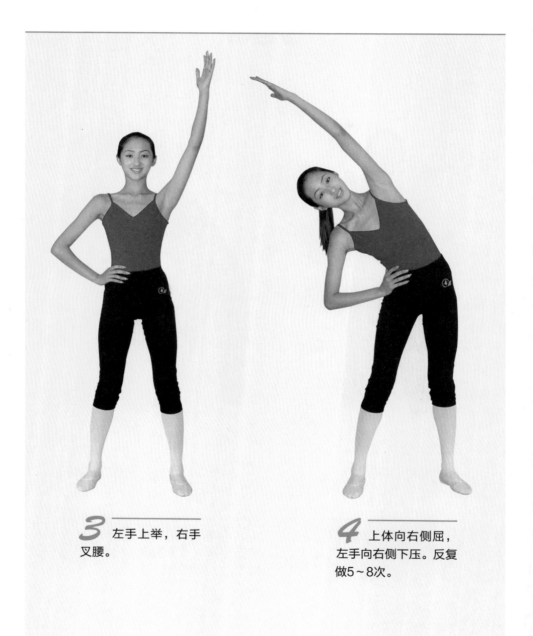

3 左手上举，右手叉腰。

4 上体向右侧屈，左手向右侧下压。反复做5~8次。

第四节

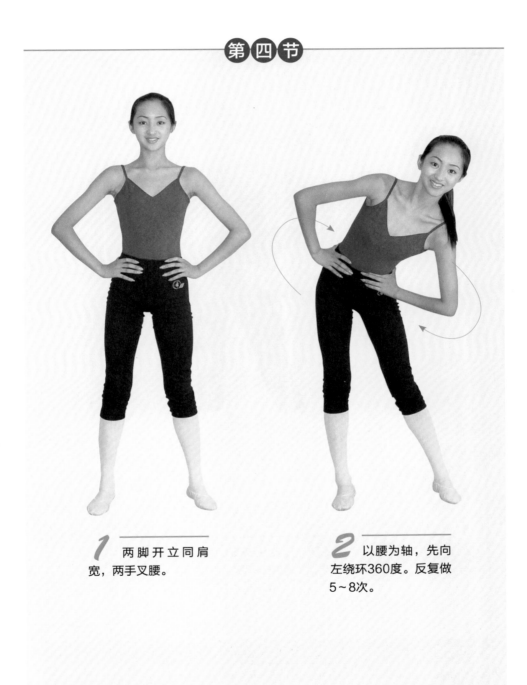

1 两脚开立同肩
宽，两手叉腰。

2 以腰为轴，先向
左绕环360度。反复做
5~8次。

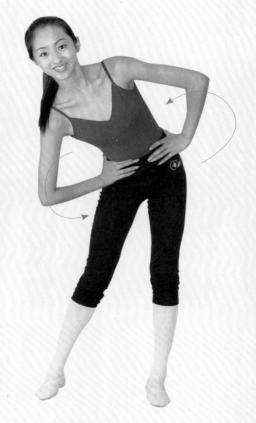

3 向右绕环360
度。反复做5~8次。

动作要领：
旋转角度要试探着做，如果初次旋转360度有困难，可减小旋转幅度，待经过一段时间锻炼，身体适应后再逐渐加大旋转幅度。

第五节

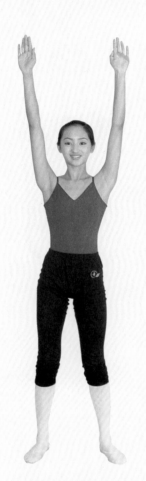 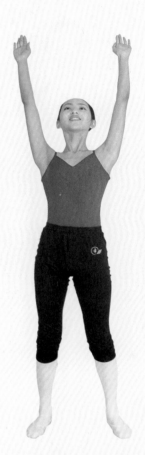 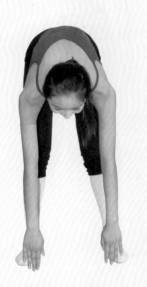

1 两脚开立同肩宽，两臂上举，掌心向前。

2 以腰为轴，先向后仰体。

3 再向前屈体，手指尽量触地。反复做8~12次。

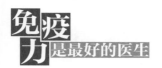

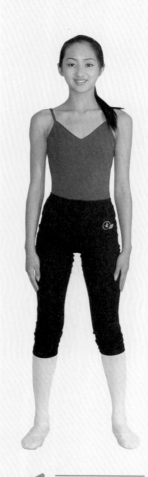

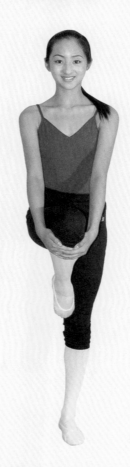

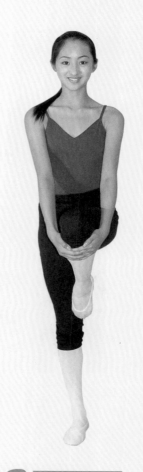

1 两脚开立，两手垂于身体两侧。

2 左腿支撑，抬高右腿至与腰同高，同时双手抱右膝，停留片刻。恢复原状。

3 右腿支撑，左腿高抬双手抱左腿，停留片刻。恢复原状。左右交替，反复做8~10次。

第七节

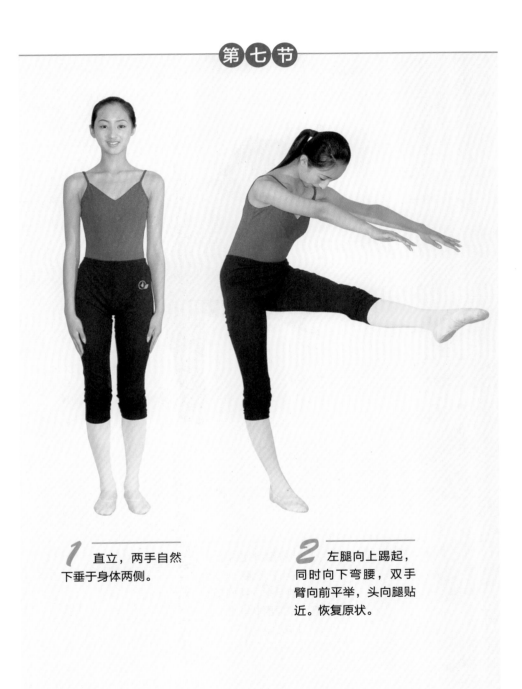

1 直立，两手自然
下垂于身体两侧。

2 左腿向上踢起，
同时向下弯腰，双手
臂向前平举，头向腿贴
近。恢复原状。

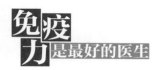

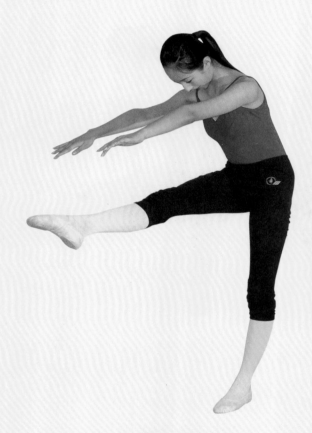

3 右腿向上踢起，同时向下弯腰，双手臂向前平举，头向腿贴近。恢复原状。反复做8~10次。

第八节

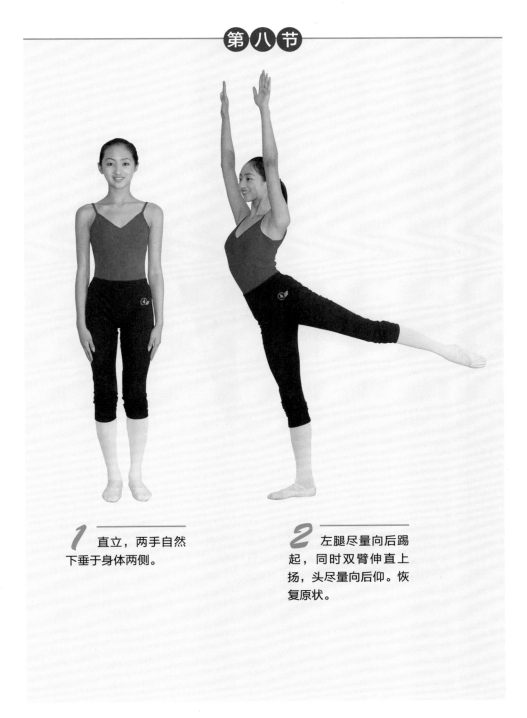

1 直立，两手自然
下垂于身体两侧。

2 左腿尽量向后踢
起，同时双臂伸直上
扬，头尽量向后仰。恢
复原状。

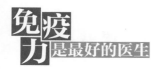
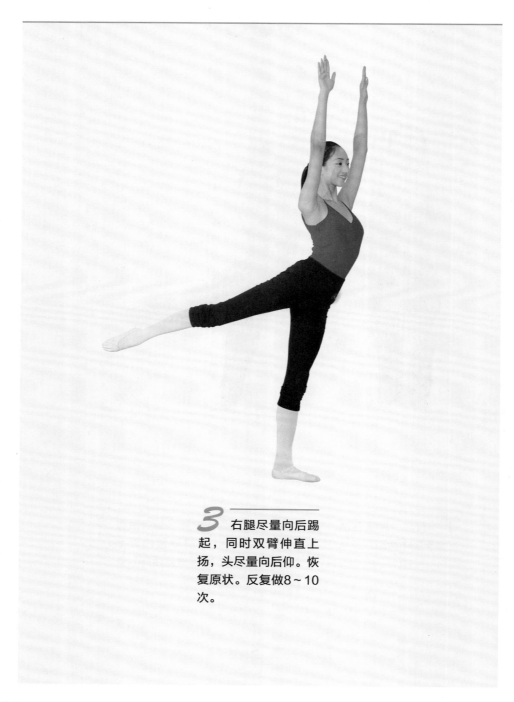

3 右腿尽量向后踢起，同时双臂伸直上扬，头尽量向后仰。恢复原状。反复做8~10次。

第九节

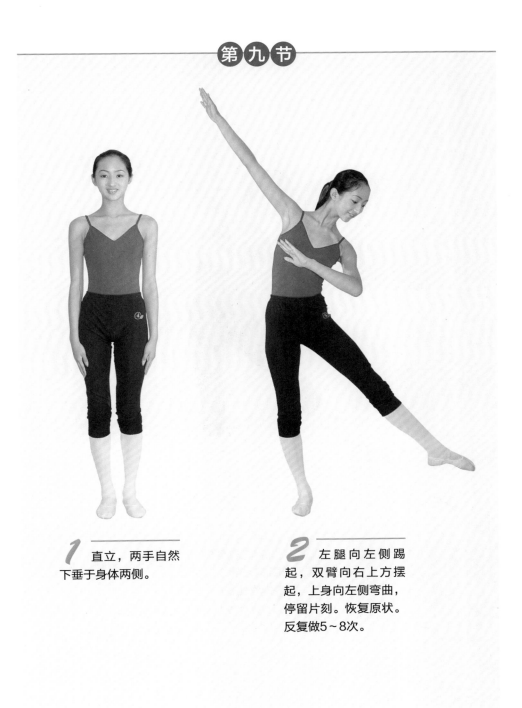

1 直立，两手自然
下垂于身体两侧。

2 左腿向左侧踢
起，双臂向右上方摆
起，上身向左侧弯曲，
停留片刻。恢复原状。
反复做5~8次。

117

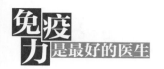

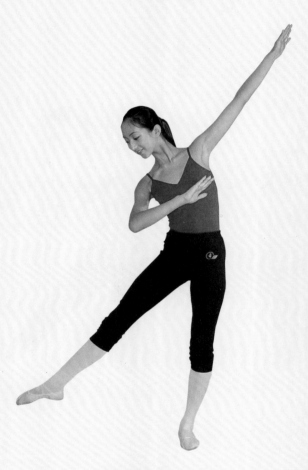

3 右腿向右侧踢
起，双臂向左上方摆
起，上身向右侧弯曲，
停留片刻。恢复原状。
反复做5～8次。

第 十 节

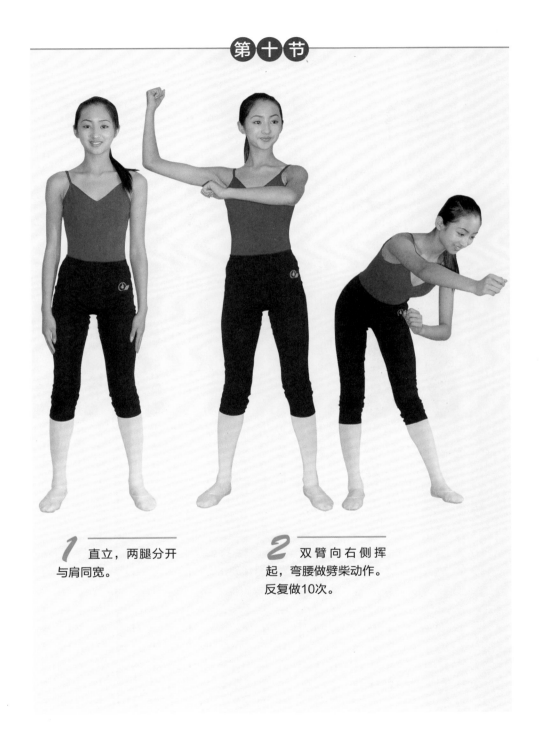

1 直立，两腿分开
与肩同宽。

2 双臂向右侧挥
起，弯腰做劈柴动作。
反复做10次。

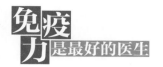

免疫力是最好的医生

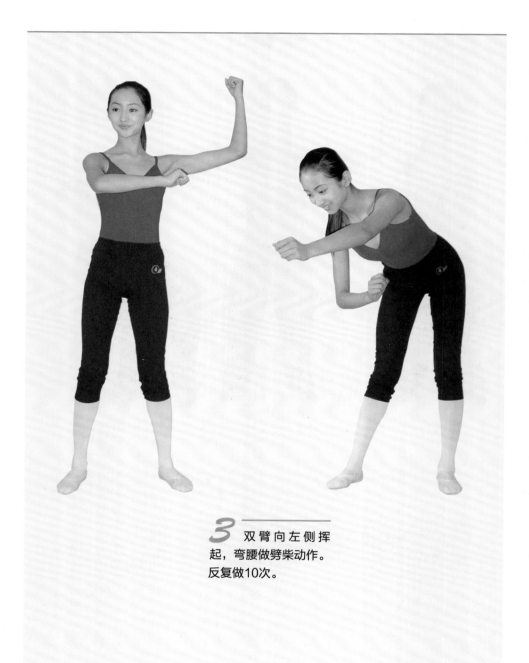

3 双臂向左侧挥起，弯腰做劈柴动作。反复做10次。

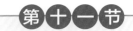

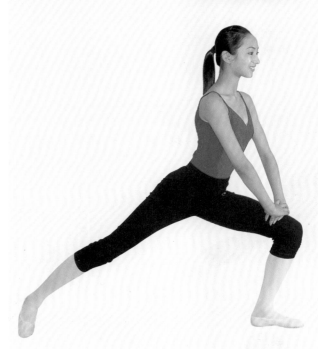

1 左腿前迈1步成
弓步，双手扶在左膝
上，两臂伸直。

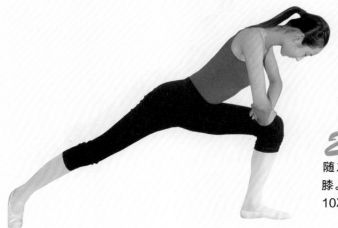

2 两肘弯曲，上身
随之向下压，贴近左
膝。恢复原状。反复做
10次。

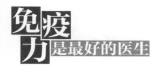
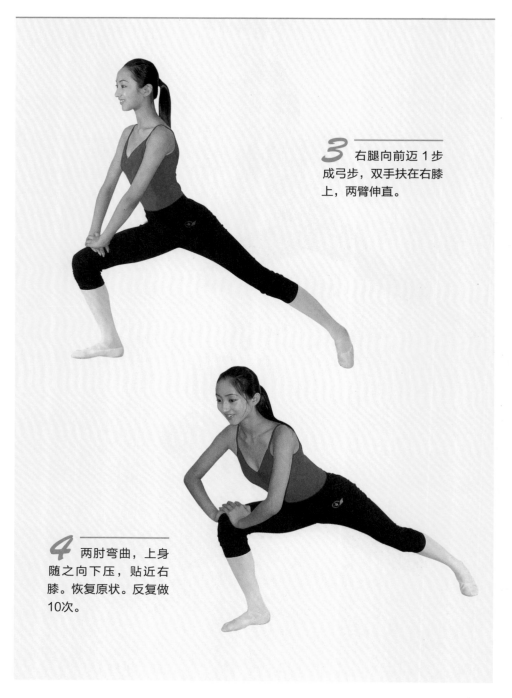

3 右腿向前迈1步成弓步，双手扶在右膝上，两臂伸直。

4 两肘弯曲，上身随之向下压，贴近右膝。恢复原状。反复做10次。

坐 | 位 | 腰 | 部 | 拉 | 伸 | 锻 | 炼

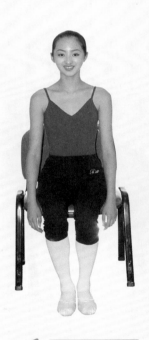

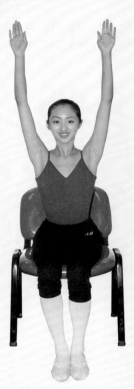

1 坐在椅子上，双手垂于身体两侧。

2 仰头同时双臂上举，腰向前挺。恢复原状。双臂上举时吸气，下落时呼气，反复做8~12次。

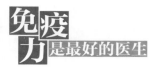

免疫力是最好的医生

第二节

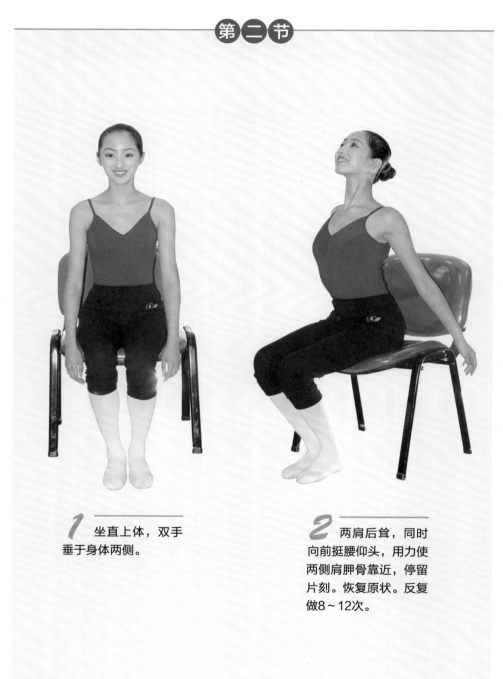

1 坐直上体，双手垂于身体两侧。

2 两肩后耸，同时向前挺腰仰头，用力使两侧肩胛骨靠近，停留片刻。恢复原状。反复做8～12次。

第三节

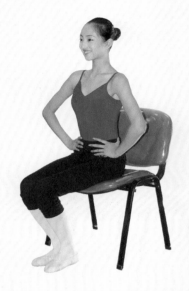

1 双手叉腰坐于椅上，上身平直。

2 以腰为轴，向右转体。恢复原状。

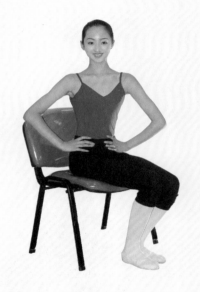

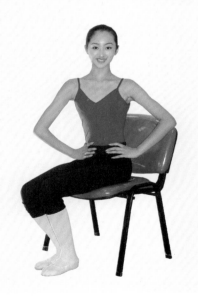

3 向左转体。恢复原状。左右交替做8～12次。

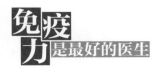

第四节

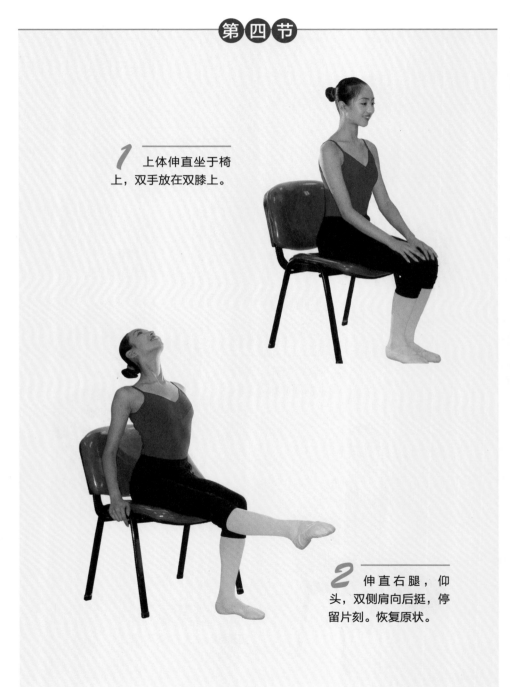

1 上体伸直坐于椅上，双手放在双膝上。

2 伸直右腿，仰头，双侧肩向后挺，停留片刻。恢复原状。

126

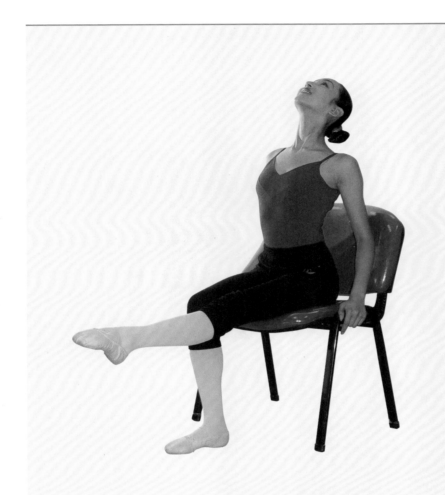

3 伸直左腿，仰头，双侧肩向后挺，停留片刻。恢复原状。左右交替做8~12次。

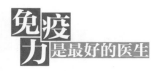

1 上体伸直坐于椅上，双手叉腰。

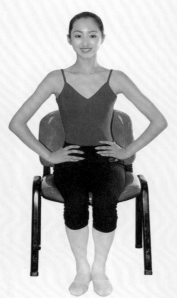

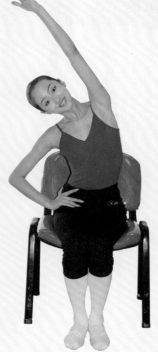

2 左臂侧上举，同时上身向右弯曲，压腰10次。恢复原状。

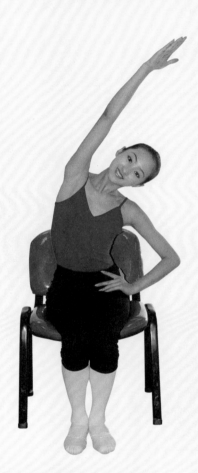

3 右臂侧上举，同时上身向左弯曲，压腰10次。恢复原状。

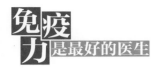

1 上体伸直坐于椅上，双手垂于身体两侧。

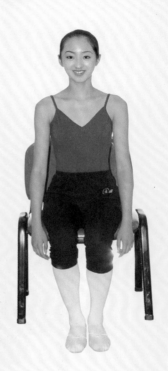

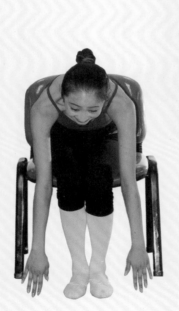

2 上体向前弯曲，双手手指触地，停留片刻。恢复原状。反复做10次。

动作要领：
如果双手触地困难，不必勉强，尽力而为，待腰肌劳损症状改善后再把手逐渐放低。

第七节

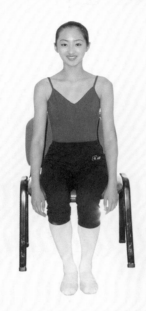

1 上体伸直坐于椅上，双手垂于身体两侧。

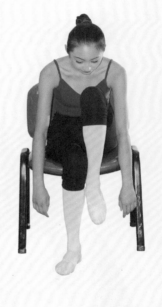

2 左膝向上顶起，同时向下弯腰，头尽量贴近膝盖，停留片刻。恢复原状。反复做10次。

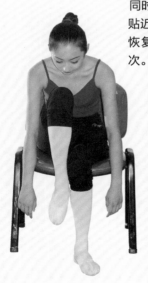

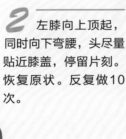

3 右膝向上顶起，同时向下弯腰，头尽量贴近膝盖，停留片刻。恢复原状。反复做10次。

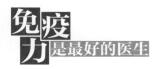

1 　上体伸直坐于椅上，双手按在椅子后侧。

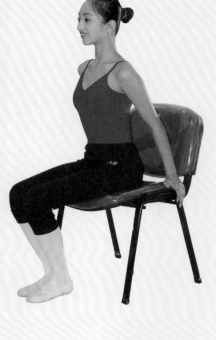

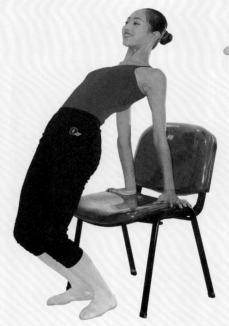

2 　双手用力，支起臀部，腰向上挺，使身体离开椅子，停留片刻。恢复原状。反复做10次。

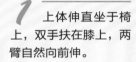 上体伸直坐于椅上，双手扶在膝上，两臂自然向前伸。

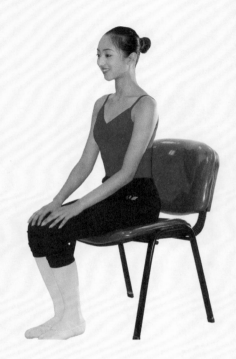

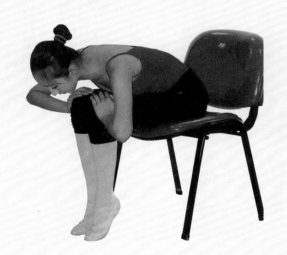

2 两肘向下弯曲，上体随之向下压，贴近膝部，停留片刻。恢复原状。反复做15次。

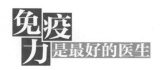

第十节

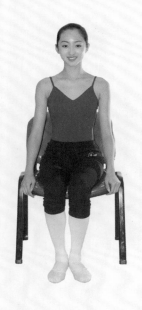

1　上体伸直坐于椅上，两手按在椅子两侧。

2　右肩略抬，腰向右挺，停留片刻。恢复原状。

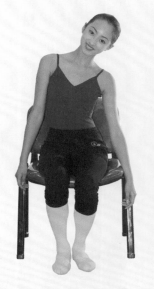

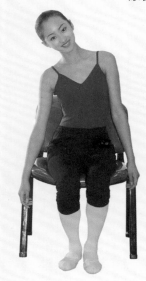

3　接着左肩略抬，腰向左挺，停留片刻。恢复原状。反复做20次。

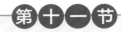

第十一节

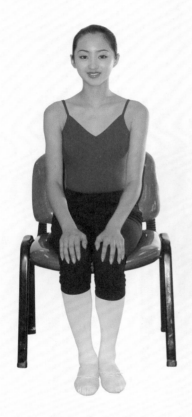

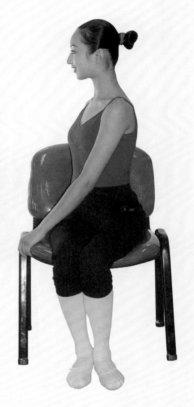

1 　上体伸直坐于椅上，双手扶在双膝上。

2 　左肩前转，带动上半身向右侧转，停留片刻。恢复原状。

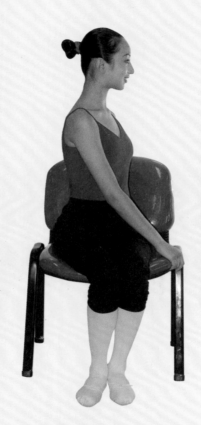

3 右肩前转，带动
上半身向左侧转，停留
片刻。恢复原状。反复
做20次。

髋|关|节|拉|伸|锻|炼

第一节

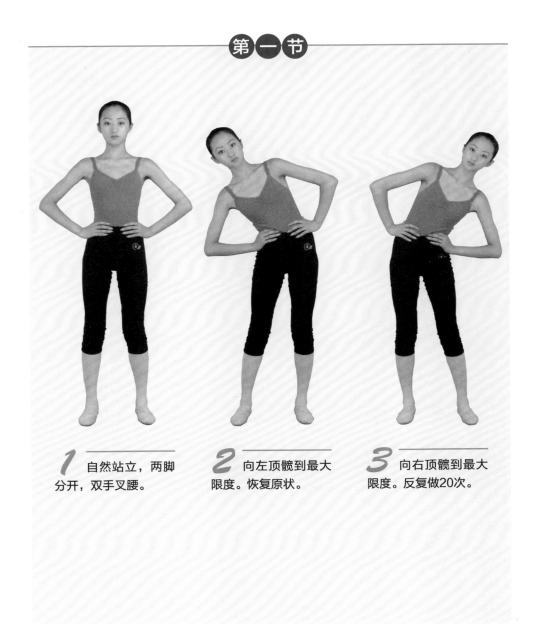

1 自然站立，两脚分开，双手叉腰。

2 向左顶髋到最大限度。恢复原状。

3 向右顶髋到最大限度。反复做20次。

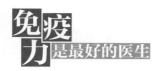

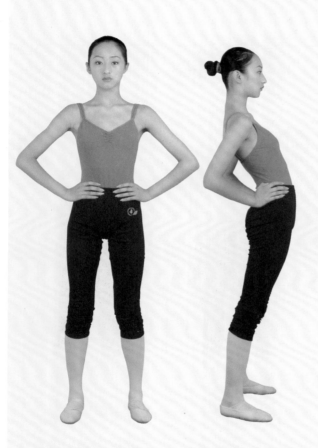
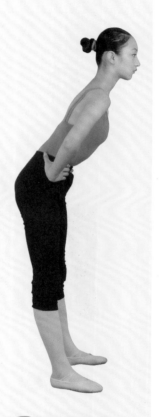

1 自然站立，两脚
分开，双手叉腰。

2 向前顶髋到最大
限度。恢复原状。

3 向后顶髋到最大
程度。恢复原状。反复
做20次。

第三节

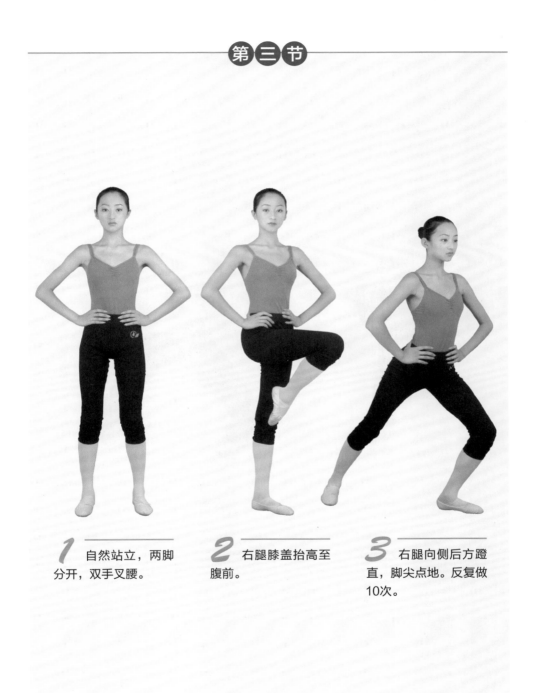

1 自然站立，两脚
分开，双手叉腰。

2 右腿膝盖抬高至
腹前。

3 右腿向侧后方蹬
直，脚尖点地。反复做
10次。

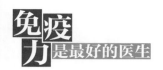
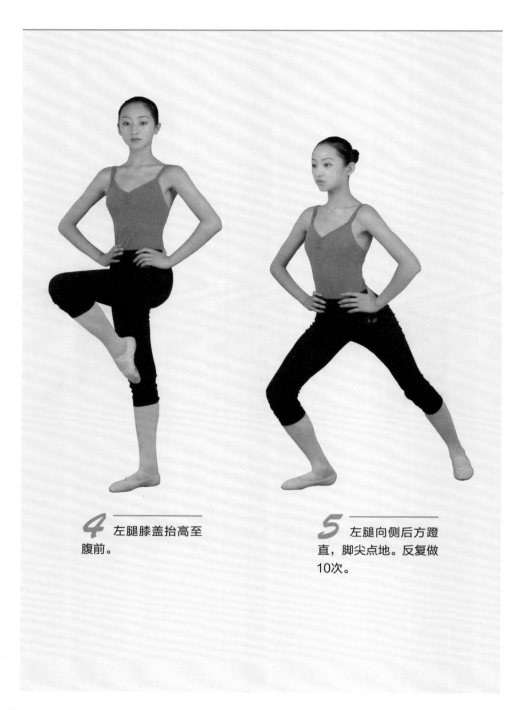

4 左腿膝盖抬高至
腹前。

5 左腿向侧后方蹬
直，脚尖点地。反复做
10次。

第四节

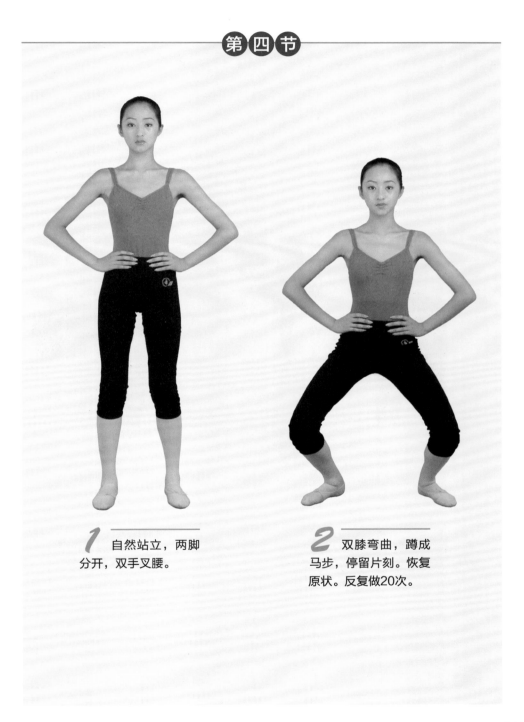

1 自然站立，两脚
分开，双手叉腰。

2 双膝弯曲，蹲成
马步，停留片刻。恢复
原状。反复做20次。

第五节

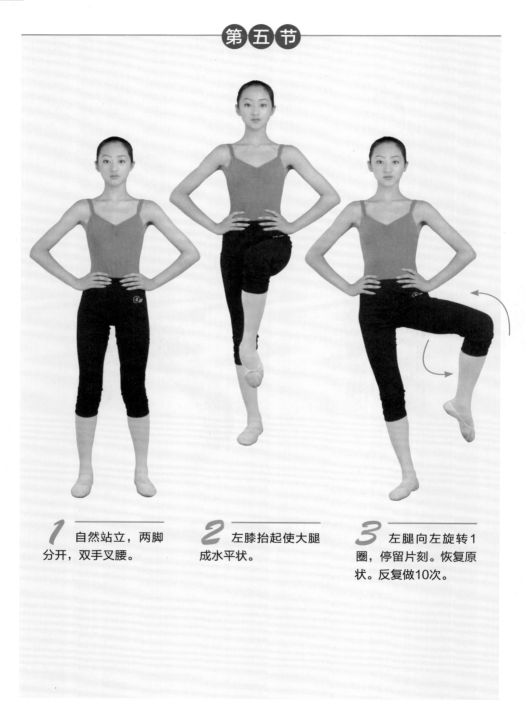

1 自然站立，两脚分开，双手叉腰。

2 左膝抬起使大腿成水平状。

3 左腿向左旋转1圈，停留片刻。恢复原状。反复做10次。

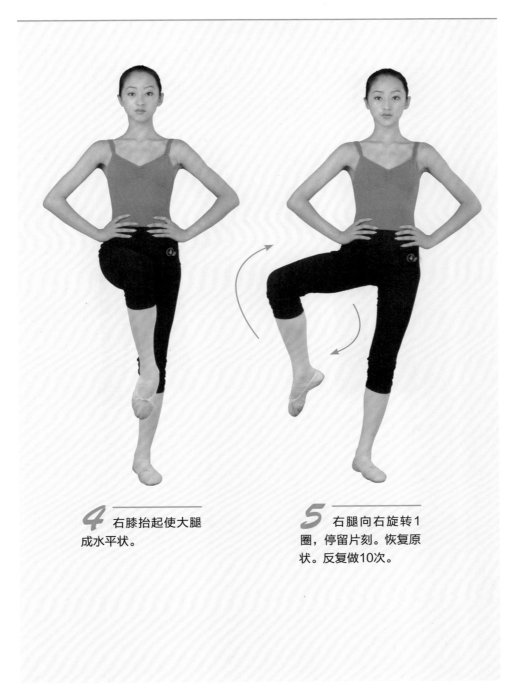

4 右膝抬起使大腿
成水平状。

5 右腿向右旋转1
圈，停留片刻。恢复原
状。反复做10次。

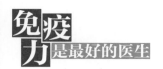
第六节

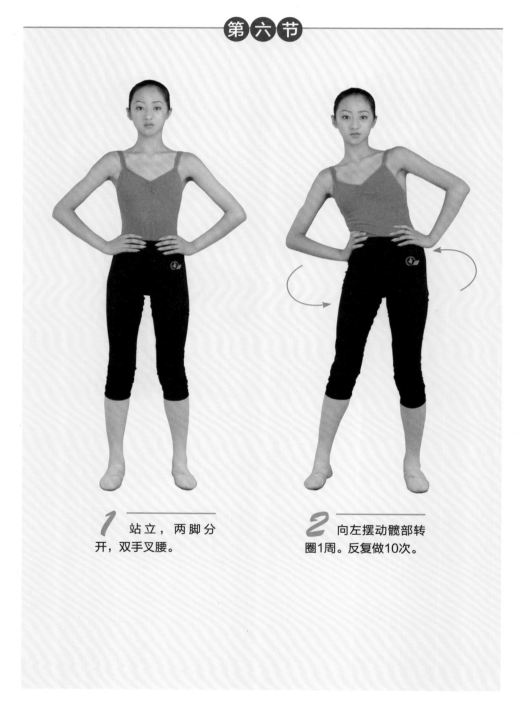

1 站立，两脚分开，双手叉腰。

2 向左摆动髋部转圈1周。反复做10次。

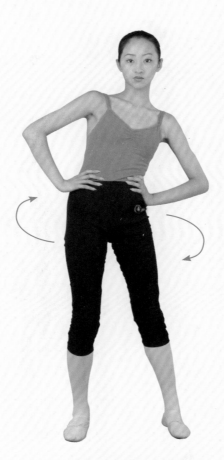

3 向右摆动髋部转
圈1周。反复做10次。

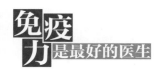

第七节

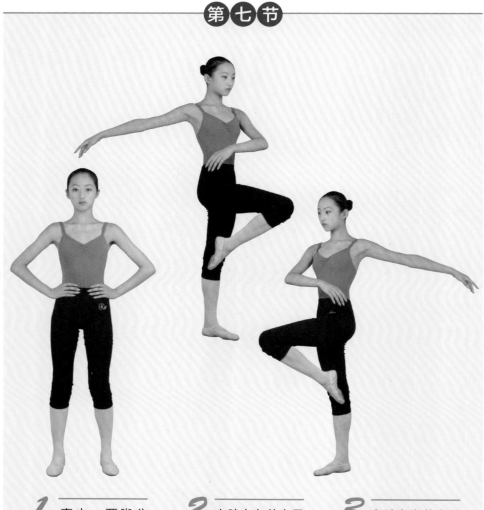

1 直立，两脚分
开，双手叉腰。

2 右膝向左前方尽
量抬起，拉动髋部，同
时双臂向右下方用力摆
动。反复做10次。

3 左膝向右前方尽
量抬起，拉动髋部，同
时双臂向左下方用力摆
动。反复做10次。

146

膝｜关｜节｜拉｜伸｜锻｜炼

第｜一｜节

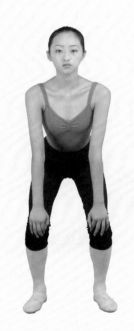

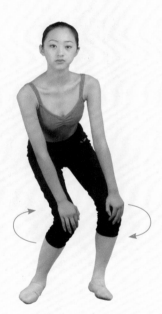

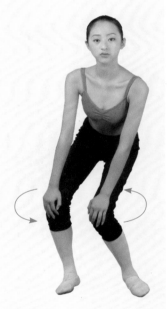

1 站立，两腿微弯，双手按在膝盖上。

2 双手按住双膝做顺时针转动。转动10次。

3 双手按住双膝做逆时针转动。转动10次。

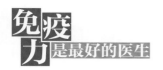

第二节

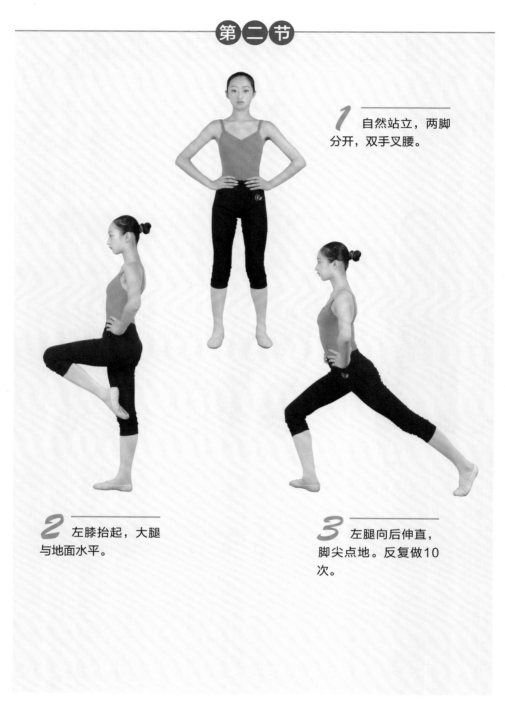

1 自然站立，两脚分开，双手叉腰。

2 左膝抬起，大腿与地面水平。

3 左腿向后伸直，脚尖点地。反复做10次。

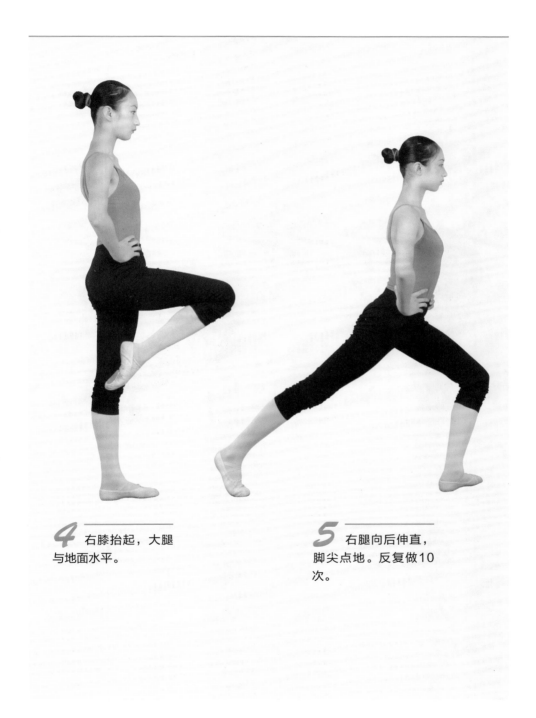

4 右膝抬起，大腿与地面水平。

5 右腿向后伸直，脚尖点地。反复做10次。

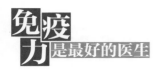

第三节

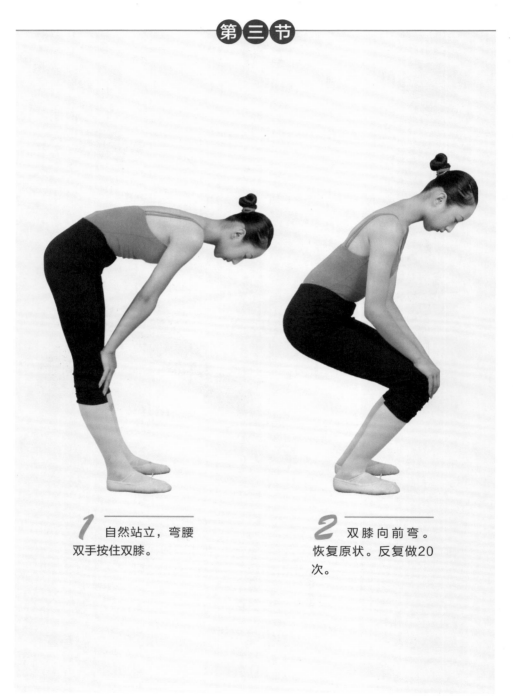

1 自然站立，弯腰
双手按住双膝。

2 双膝向前弯。
恢复原状。反复做20
次。

第四节

1 坐在椅子上，上身伸直，双手放在双膝上，双脚掌平放地上。

2 向前伸直左腿，停留片刻。恢复原状。反复做10次。

3 向前伸直右腿，停留片刻。恢复原状。反复做10次。

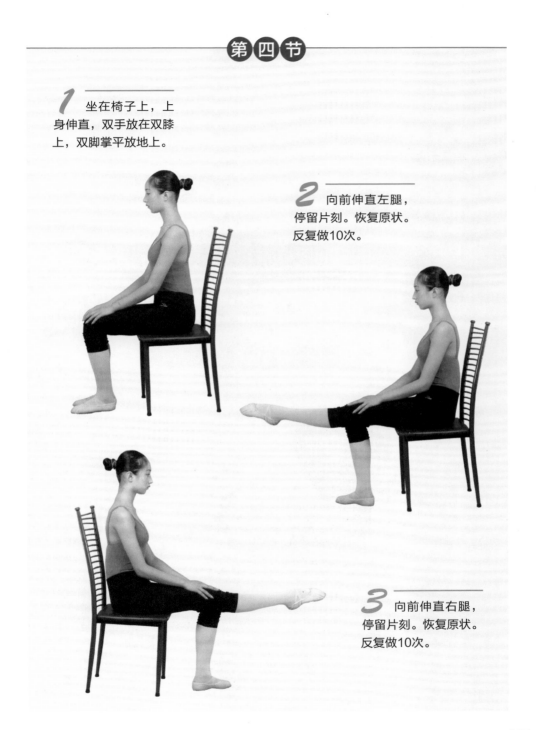

151

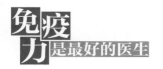
第五节

1 仰卧于垫上，双手置身体两侧。

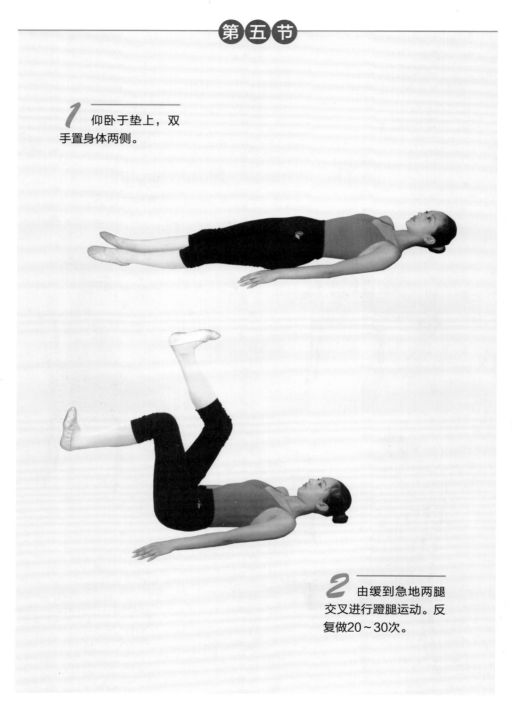

2 由缓到急地两腿交叉进行蹬腿运动。反复做20～30次。

第六节

1 　向左侧卧于垫上，左腿伸直，右腿屈膝。

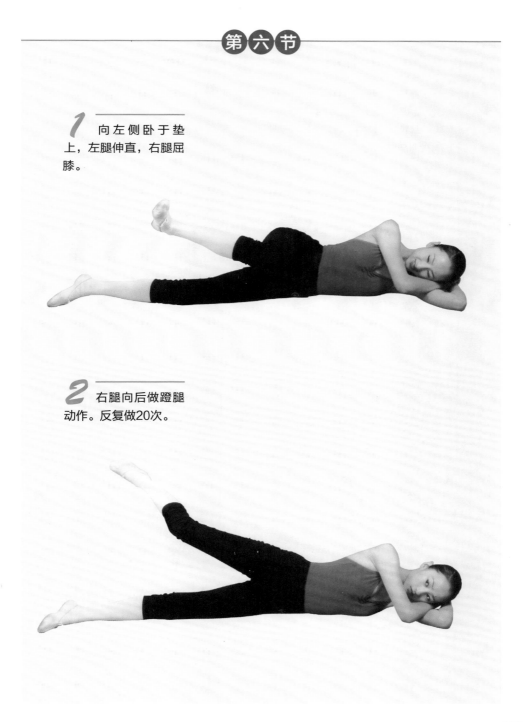

2 右腿向后做蹬腿动作。反复做20次。

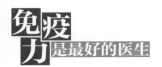
3 向右侧卧于垫上，右腿尽量伸直，左腿屈膝。

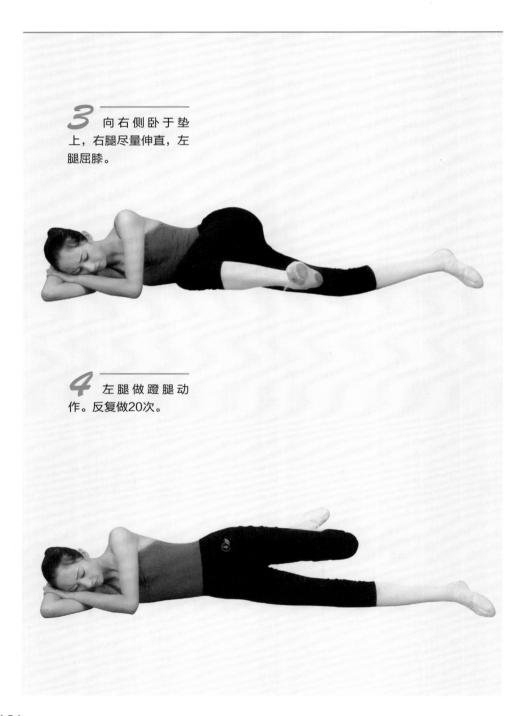

4 左腿做蹬腿动作。反复做20次。

第七节

1 俯卧于垫上，双膝微屈，两小腿微微向上抬起。

2 两小腿交替上下摆动，做类似自由泳的打水动作。 反复做20~30次。

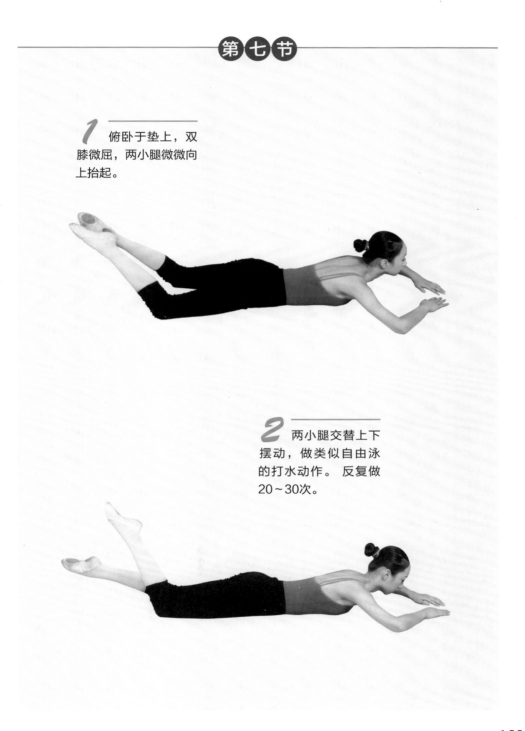

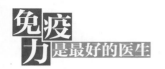

第八节

1 俯卧于垫上，两小腿微微向上抬起，左右分开。

2 向内轻叩脚底，带动膝关节。反复做20～30次。

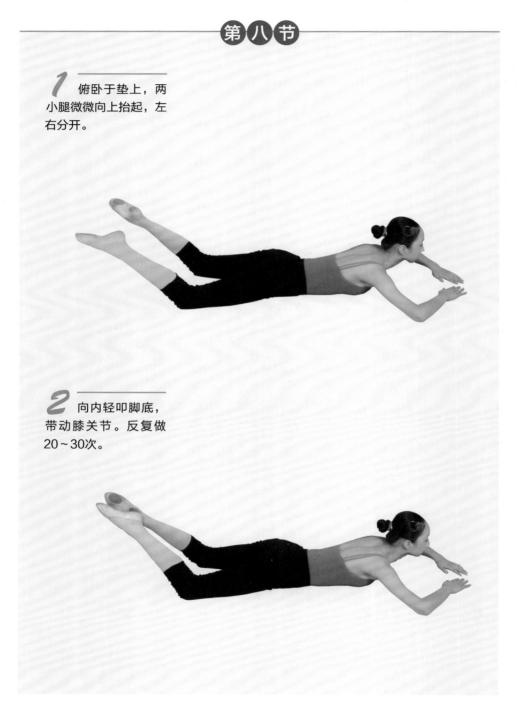

踝|关|节|拉|伸|锻|炼

第一节

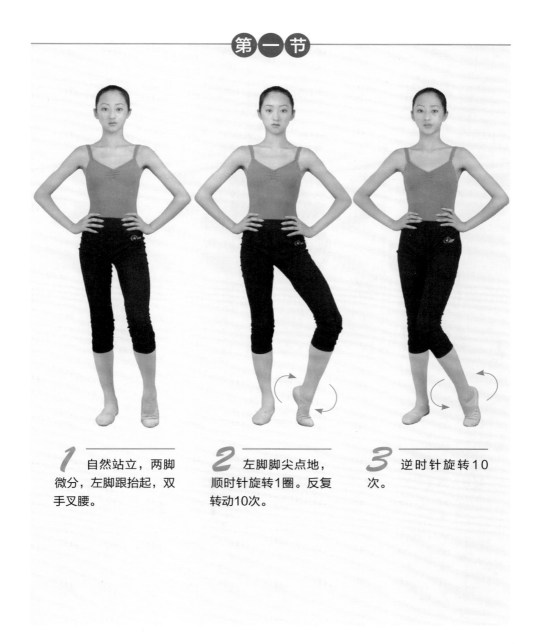

1 自然站立，两脚微分，左脚跟抬起，双手叉腰。

2 左脚脚尖点地，顺时针旋转1圈。反复转动10次。

3 逆时针旋转10次。

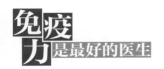

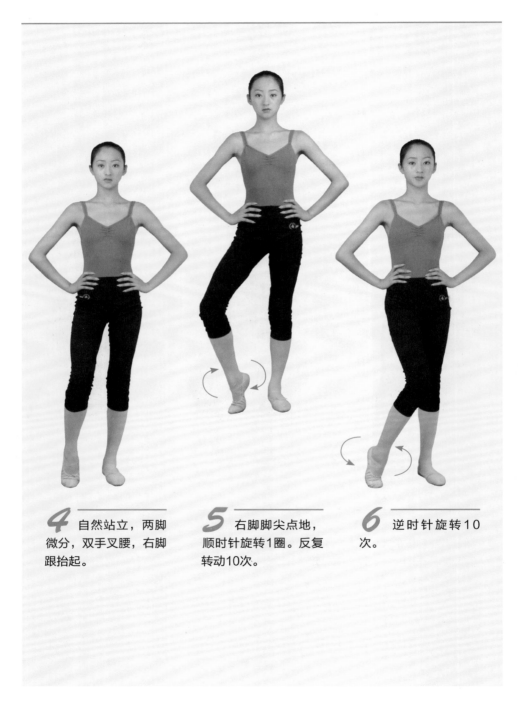

4 自然站立，两脚微分，双手叉腰，右脚跟抬起。

5 右脚脚尖点地，顺时针旋转1圈。反复转动10次。

6 逆时针旋转10次。

第二节

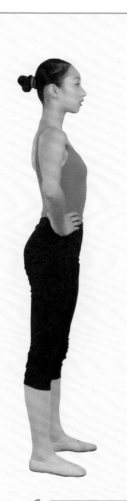

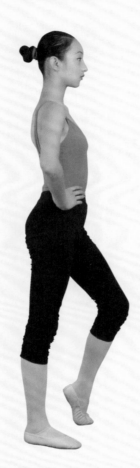

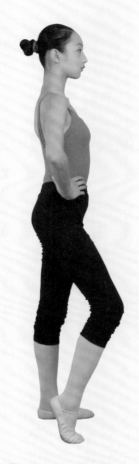

1 自然站立，两脚微分，双手叉腰。

2 两脚跟交替抬起，前脚掌着地，做竞走状。

3 反复做20次。

图书在版编目（CIP）数据

免疫力是最好的医生 / 王广尧, 白雪松, 张晶莹主编 . – 长春: 吉林科学技术出版社, 2021.8
ISBN 978-7-5578-6989-2

Ⅰ . ①免… Ⅱ . ①王… ②白… ③张… Ⅲ . ①医学—免疫学 Ⅳ . ① R392

中国版本图书馆 CIP 数据核字（2020）第 050300 号

MIANYILI SHI ZUI HAO DE YISHENG

免疫力是最好的医生

主　　编	王广尧　　白雪松　　张晶莹
出 版 人	宛　霞
责任编辑	史明忠　　朱　萌　　李永百
封面设计	长春美印图文设计有限公司
制　　版	长春美印图文设计有限公司
幅面尺寸	167 mm×235 mm
开　　本	16
字　　数	140千字
页　　数	160
印　　张	10
印　　数	1-5 000册
版　　次	2021年8月第1版
印　　次	2021年8月第1次印刷

出　　版	吉林科学技术出版社
发　　行	吉林科学技术出版社
地　　址	长春市福祉大路5788号
邮　　编	130118
发行部电话 / 传真	0431-81629529　81629530　81629531
	81629532　81629533　81629534
储运部电话	0431-86059116
编辑部电话	0431-81629518
印　　刷	吉林省创美堂印刷有限公司

书　　号	ISBN 978-7-5578-6989-2
定　　价	42.00元